U0235402

中医
海外赤子
学术文丛

殷氏现代舌诊原理与图谱

殷鸿春　著

人民卫生出版社

图书在版编目（CIP）数据

殷氏现代舌诊原理与图谱 / 殷鸿春著 . —北京：
人民卫生出版社，2019
（中医海外赤子学术文丛）
ISBN 978–7–117–29298–6

Ⅰ.①殷…　Ⅱ.①殷…　Ⅲ.①舌诊－图谱　Ⅳ.
①R241.25–64

中国版本图书馆 CIP 数据核字（2019）第 274121 号

人卫智网	**www.ipmph.com**	医学教育、学术、考试、健康，
		购书智慧智能综合服务平台
人卫官网	**www.pmph.com**	人卫官方资讯发布平台

版权所有，侵权必究！

中医海外赤子学术文丛
殷氏现代舌诊原理与图谱

著　　者：殷鸿春
出版发行：人民卫生出版社（中继线 010-59780011）
地　　址：北京市朝阳区潘家园南里 19 号
邮　　编：100021
E － mail：pmph @ pmph.com
购书热线：010-59787592　　010-59787584　　010-65264830
印　　刷：北京顶佳世纪印刷有限公司
经　　销：新华书店
开　　本：710×1000　1/16　　**印张：**15
字　　数：277 千字
版　　次：2019 年 12 月第 1 版　2024 年 12 月第 1 版第 8 次印刷
标准书号：ISBN 978-7-117-29298-6
定　　价：118.00 元
打击盗版举报电话：010-59787491　　E-mail：WQ @ pmph.com
质量问题联系电话：010-59787234　　E-mail：zhiliang @ pmph.com

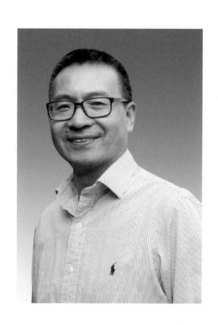

　　殷鸿春,男,1988 年毕业于山东中医药大学中医系中医专业,本科,医学学士。出国前在青岛市中医医院工作,任副主任医师。于 2001 年赴英工作,现于伦敦自营中医诊所。在英国近二十年的诊疗工作中,接诊了大量的疑难杂症,在哮喘、湿疹、男性前列腺疾患、女性不孕症以及小儿癫痫、抽动症等辨治方面积累了丰富的经验,治愈颇多;并成功救治了几位公立医院即将放弃治疗的植物人患者。通过对大量患者的舌象观察,在前人经验的基础上,参考生物全息理论,创立殷氏现代舌诊诊疗体系,凭舌用药、凭舌用针,临床疗效显著。开设现代舌诊培训课程,创立国际现代舌诊学会并担任会长。现任英国中医师学会学术部部长,《英国中医》编委及责任编辑。

总序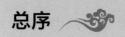

美国中医学院院长　　　　　　　　　　**巩昌镇　博士**

越是民族的,就越是世界的。

中医四十年的海外之路就是这一命题最有力的证明。

呈现在读者面前的这一套"中医海外赤子学术文丛",是中国改革开放四十年来中医针灸学者在海外传承、创新和融合的结晶,全面反映了一代海外中医人的思考与奋斗、梦想与光荣。

四十年前,国门大开,中国学者走向世界,中医医生也开始走向世界。他们肩负中国最优秀的传统义化行迹天下,走到哪里就在哪里扎根。他们在不同地域、不同国家,服务于不同肤色的民众。从美国的纽约到塞舌尔的维多利亚,从英国的伦敦到巴西的圣保罗,从马来西亚的吉隆坡到南非的开普敦,诊所星罗棋布,遍布寰球,成了当地社会宝贵的医疗财富。除了开业服务,他们还宣传演示,兴办教育,著书立说,推动立法,努力把中医针灸推及各国医学卫生领域。

四十年来,海外中医针灸,一方面,不失传统,克绍箕裘,另一方面,又有所发展,有所创新。传承与创新,相辅相成,尤其是,在异国他乡,针灸这一朵奇葩,经过四十年的发展,终于绽放满枝,熠熠生辉。无怪乎,中国的针灸医生获得了大部分国家的认可,这在众多专业人才中,可谓独占风气,实在是中医走向世界的一个高耸的地标。

"中医海外赤子学术文丛"全面检阅了海外中医针灸学者四十年来的学术成就。"文丛"着力突出四个方面:

第一,传承性。文丛的作者都是中国中医院校培养出来的优秀学子,是祖国医学的直接传承者。他们虽侨居海外,不忘挖掘经典,孜孜矻矻,从经典中寻求智慧,寻求答案,并将经典发扬光大。"文丛"是他们继承传承的一份成绩单。

第二,前瞻性。四十年来,海外中医医生致力于学科交叉地带的创新。"文丛"反映了他们把中医针灸融入新的医学领域的努力,展示了中医全球发展的光辉前景,也必将为祖国医学的繁荣与进步提供重要借鉴。

第三,实用性。"文丛"作者都是临床一线的实战人物。他们日出日落,反复摸索怎样使理论切实可用。丛书记录了许多临床实例,充分体现了理论和应用的紧密相连,为临床医生提供了不可多得的范例。

第四,开放性。"文丛"不拘统一的格式,不受教科书的束缚。丛书每一册都代表着作者的独特个性:一个方剂、一种针法、一个理论、一种学说,都是自己的,不是别人的。丛书包容个性,海纳百川。

四十年前,中国的中医针灸走向世界;

四十年后,海外的中医针灸又回报祖国。

海外的中医针灸是中国的;

中国的中医针灸是世界的。

2017 年 9 月 9 日

于美国明尼波利斯美国中医学院

天地之間一氣而已

一氣之變化何止千萬姹紫嫣紅白雲蒼狗者氣

之象昇降出入消長勝復者氣之機象可見而

機不可見老子曰五色令人目盲五音令人耳聾

此之謂也

窺天地之化氣機之變及於人身尋乖察異是

為診法兼具術者見微知著剖析毫芒近知病

者所苦遠斷疾病轉歸於萬變中尋不變從群

爐中定慧法乘一總萬舉要治繁

殷兄鴻春耽診枝久矣廣涉博覽熔古舌診與

現代生物全息於一爐并參悟臨床自云栘機焉

舌處方辨舌施治㳠港之枝落於實處造福

醫患

欣悉殷氏現代舌診付梓樂為之序

己亥秋月　天高雲清

丹⋯遊子黃老後人　陳蟄育㕦書

陈序

天地之间，一气而已。

一气之变化，何止千万。姹紫嫣红、白云苍狗者，气之象；升降出入、消长胜复者，气之机。象可见，而机不可见，老子曰："五色令人目盲，五音令人耳聋"，此之谓也。

窥气机之变、天地之化，及于人身，寻乖察异，是为诊法。善其术者，见微知著，剖析毫芒，近知病者所苦，远断疾病转归，于万变中寻不变，从群法中定实法。乘一总万，举要治繁。

殷兄鸿春，耽诊技久矣。广涉博览，熔古舌诊与现代生物全息于一炉，并参悟临床，自出杼机，凭舌处方，辨舌施治。渺茫之技，落于实处，造福医患。

欣悉《殷氏现代舌诊》付梓，乐为之序！

己亥秋月天高云清
丹心游子黄老后人陈赞育并书

殷鸿春兄,杏林秀士。初会俊彦于英伦,欣聆高谈以齐音。识交渐厚,钦佩愈添。洵海外之良医,秉岐黄之仁心者也。喜其大作将付梓行,遵嘱忝序数言。

望诊尚矣！源古流今。仰乎扁鹊三望齐侯之诊,《史记》列传;医圣再告王粲之殁,《甲乙》钩沉。《素问》曰"察色按脉,先别阴阳",崇明堂部候之旨;《灵枢》"视唇舌好恶,以知吉凶",启望舌断病之先。仲景论脏结,"舌上苔滑者""难治""不可攻也";伤寒阳明条,"舌上白苔者,可与小柴胡汤"。舌象辨治,爰开例范,自汉以降,屡出不穷。若夫《敖氏伤寒金镜录》,夺舌诊专著之首魁;清代《临证验舌法》,集舌象专论于未央。岂止《伤寒舌鉴》《察舌辨证新法》;更有《舌鉴总论》《辨舌指南》等编。应临证之所需,故以温病增广伤寒;期理法之必周,遂将内伤续诸外感。

逮乎中国新兴,中医高等教育兹启;教材甫出,舌象诊断要篇既列。于是乎规范大成,舌体、舌质、舌苔法备;专著迭现,舌例、舌图、舌照纷呈。审胖瘦与浓淡,阴阳衰旺可晓;辨薄厚与燥湿,正邪进退立判。

今世纪更始,适传统与新说并重;现代舌诊,惟全息及气机标缨。殷君于斯,躬行笃求,探索有成,灿然可观。首倡中线概念,准察左右之平衡;八纲爰加升降,统御肝肺之机能。细校部位,必以临床所验为根据;遣药施针,端赖个体舌象作依凭。诚简明之法门,救苦之捷径也。医道一理,触类旁通,参合四诊,翼虎何如？后学藉此,必得直窥于堂室;成手名宿,亦可获益于斯编。夫救生济世,立说广言,功德莫先于是矣！已享先睹,故乐为荐。

戊戌仲秋

王友军谨叙于穿石斋

望诊被历代医家尊为四诊之首，《难经·六十一难》谓："望而知之谓之神"。通过观察患者的神色形态，就可判断病情及确定治疗原则与处方选药选穴，是历来医家的追求。望舌作为中医望诊的一个重要特色，为历代医家所重视，在《内经》时代就有关于望舌的记载，如"舌本强""舌上黄"等。至东汉医圣张仲景，在其《伤寒杂病论》中也有关于舌的记载，但因仲景写《伤寒论》是以脉领证，对舌的重视远不如脉。至元朝第一部舌诊专著《敖氏伤寒金镜录》出现，舌诊才真正引起了其后医家的重视，舌诊专著不断涌现，至民国初，《辨舌指南》问世，该书集古舌诊之大成，使传统舌诊的成就达到了顶峰。上世纪80年代初，张颖清先生的生物全息律问世，为传统舌诊的发展开了一条新途，其中以郭志辰先生的舌诊图较为完善，但是也有许多未厘清的内容，诸如整个人体是以何种姿态呈现在舌上的、四肢如何分布、头面五官及腺体如何分布等内容都没有明确。我通过长时间的病例观察及分析与验证，一一厘清了上述问题。

原来人体在舌上所反映的像是一个昂头前视俯卧的胎儿。头及肩、手在舌尖及尖部两侧边缘，四肢呈屈曲状在舌边，肘膝关节相邻，臀部、髋关节及脚在舌后根两侧边缘，整个躯体呈俯卧状，自舌尖依次而下至舌根为肺、心、胃、肝、肾、膀胱、直肠等。头面五官在舌尖部边缘，而甲状腺则是在舌上焦区两侧边缘，腮腺、扁桃体、脑垂体亦是在舌上焦区的边缘，随甲状腺之后依次向舌尖排列。舌诊全息至此基本趋于完善。通过对舌中线的观察，有平移、凹凸、弯曲、斜歪、偏突等种种不同，结合传统中医的气机左升右降之理论，将中医传统的八纲辨证拓展为十纲辨证，即增加了升降二纲，使辨证更精确。六经在舌象上也有明确分区，即上下焦主太阳少阴，中焦两侧主少阳厥阴，中焦中央部分主阳明太阴，这样通过观察不同区域的变化来确定六经病变，使得六经辨证更加直观。

历代医家通过辨舌诊病，在遣方用药方面积累了丰富的经验。笔者在充分吸收前人经验的基础上,试着将常用药物方剂及取穴与舌象相结合,创立了一套行之有效的凭舌用药及凭舌用针体系。如银翘散,古人解释其主上焦疴,本书所揭示的银翘散舌象对应区在上焦区域,即舌上焦区出现舌质红或红点甚或起刺,全舌较为干燥或者少津时应用银翘散。根据上焦区红色所占区域的大小,来确定是否使用银翘散全方。通过对舌象的观察,正确地把握病机,可准确地选穴用针,如左舌大,中线右移,木气被郁,可补太渊泻行间达到治疗目的,而不必去细究症状。凭舌用药,凭舌用针,其实质就是辨证施治。

　　本书对临床上多种常见疾病结合人体头面五官头、颈部腺体及上中下三焦脏器在舌上的对应区进行了详细诊治说明;并且对皮肤疾病、癌症及精神疾病等的诊治结合舌象单列章节进行探讨。

　　感谢美国中医学院院长巩昌镇博士推荐本书成为《海外中医赤子学术文丛》之一。感谢英国中医师学会会长陈赞育教授及原英国中医师学会常务副会长王友军医生为本书作序。

　　本书中的药物用量是我的实际用量,但读者在使用时还是要根据自己的用药经验来酌情加减。

戊戌仲秋

殷鸿春于伦敦

目录

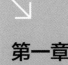

第一章

舌全景全息图

视频 1　舌诊全景全息图

　　自从张颖清先生的生物全息律问世后,舌作为一个重要的人体全息单元,引起了当代中医师们的高度重视,各种全息图不断出现,其中最具代表性的舌全息图当属郭志辰先生的舌诊全息图。我仔细审视郭先生的全息图时,也发现了诸多的缺点,例如将心脏放在舌尖上,四肢的分布没有标记,头面五官是以何种形式分布在舌上,头颈部腺体分布在何处等,都没有明确标识,所有这些引起了我的探索兴趣。经过反复的思考,并验之于临床,我发现人体在舌上的对应方式是一个昂头前视俯卧的胎儿。头及肩、手在舌尖及尖部两侧边缘,四肢呈屈曲状在舌的边缘,肘膝关节相邻,臀部、髋关节及脚在舌后根两侧边缘,整个躯体呈俯卧状,自舌尖依次而下至舌根为头、肺、心、胃、肝、肾、膀胱、直肠等。看图IP6033089,即图 1-1。该图与图 12-1 是同一原理。

　　这只是一个示意图,这个图解决了头面、四肢、关节、脏腑、躯干等的分布区,作为一个整体全景的舌全息图,第一次呈现在世人面前。后面将会分章讲述各个器官的分布及其患病显形时的情状。

　　中国古人虽然没有现在这样的全息图,但在清朝时,已经出现了舌全息的雏形,如清代梁玉瑜在《舌鉴辨正》一书中讲:"舌根主肾、命门、大肠(应小肠、膀胱);舌中左主胃,右主脾,舌前面中间属肺,舌尖主心、心包络、小肠、膀胱(应大肠、命门);舌左主肝,右主胆(舌尖统应上焦,舌中应中焦,舌根应下焦)。"下图是梁玉瑜的全舌分经图(图 1-2)。

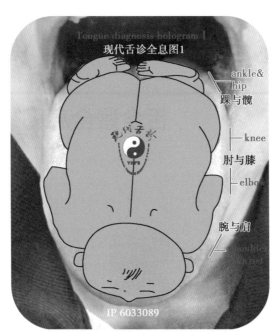

图 1-1

《笔花医镜》曰:"凡病俱现于舌,能辨
其色,症自显然。舌尖主心,舌中主脾胃,
舌边主肝胆,舌根主肾。"《舌胎统志》云:
"舌尖以候上焦心肺,舌中央以候脾胃与
二肠,舌根以候肾源与二便,舌旁左候肝
胆右候脾肺,舌边以候三焦膜原与两胁之
邪"。梁玉瑜的这个舌诊图及《笔花医镜》
和《舌胎统志》的描述已经具备了一些全
息舌诊的影子。

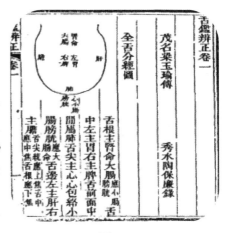

图 1-2

图 1-3 是甲骨文的"舌"字,这是个象形
字,应是最原始的舌全息图。由"舌"字组
成可以看出:下部(舌尖部)类似于人的头,
中部有横向裂纹类似人的两上肢,上部类似人的两条腿,中间一条中线类似人的脊
柱。或者可以说是一个倒立的人的投影在舌上(图 1-4),很有点原始舌全息的意思。
由此来看,古人观察舌还是很仔细的。左民安先生认为,关于"舌"字,《说文解字》
解释是不正确的。《说文解字》说:"舌,在口,所以言也,别味也。从干,从口,干亦声。"
把象形字的"舌"分解成"干"和"口",太过牵强,完全偏离了造字时的本意。

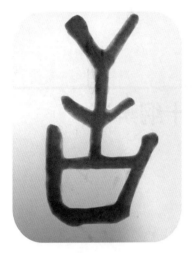

图 1-3

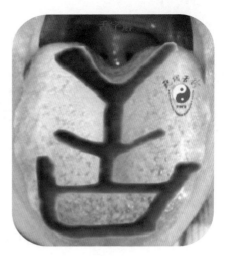

图 1-4

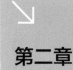

第二章

舌中线及十纲辨证

第一节　舌中线及其诊断意义

　　舌中线原本是一个解剖学名词,沿着舌的中间纵向从舌尖向后画一条线直达舌后根,这条线称为舌中线(见图 2-1-1)。

正常的舌中线应在左右两半舌的中间,且是笔直无侧弯,无偏凸,无上下弯曲的。只要舌中线偏离了中间位置,或偏向左右,或上下起伏,或局部弯曲偏凸,即舌中线的平移、潜腾(凹凸)、歪斜、侧凸、断裂等都具有病理意义。

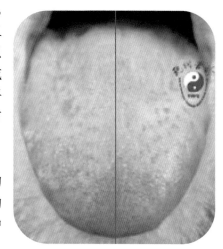

图 2-1-1

　　画舌中线时主要参考以下两点:

　　1. 注意舌上自然形成的纹理,包括沟裂凹陷凸起,特别要注意舌尖及舌根处的最凹点及最凸点,这上下两点往往是舌中线的终始点。

　　2. 查看舌左右的气机是否真的偏盛偏衰到所画中线代表的程度。若没有明显的气机左右偏差,那么就要舍去那些沟裂凹凸所标识的假中线,根据左右舌的中间线作为中线。

　　图 2-1-2 的舌中线不易画正确,常常被画成图 2-1-3 的样子。

　　这个舌表示的气机并没有失衡到图 2-1-3 所示的程度,正确的中线应该是如图 2-1-4 所示。

　　图 2-1-5 的舌中线有侧向平移,其中线画法如图 2-1-6。

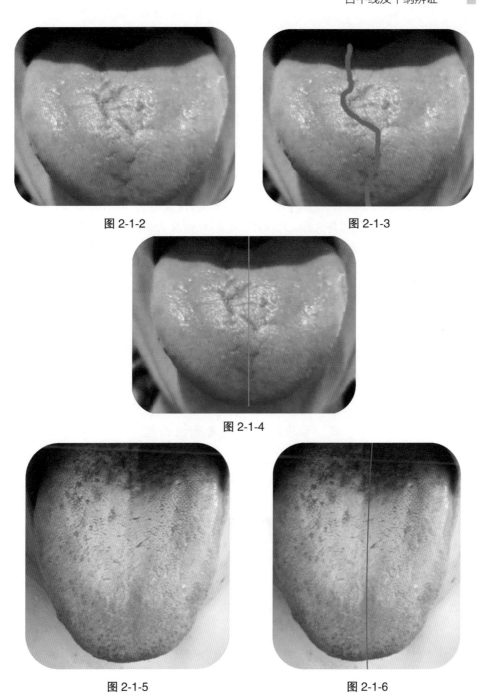

图 2-1-2   图 2-1-3

图 2-1-4

图 2-1-5   图 2-1-6

舌中线的变动,是判断人体气机升降失常的最主要依据之一,也是最客观可靠的依据。其规则如下:

一、中线右偏

中线右偏即中线向舌右侧平移，舌左大右小，左实右虚，即肝实肺虚，呈现的是肝木侮肺金的象，同时木旺伐土而现脾土虚馁。肝实呈肝气郁滞，患者见易生闷气，胁肋胀闷不舒；肝郁克脾，易见脾虚症状，如纳呆、腹胀腹泻或大便无力；肺虚则见咳、短气不足以息等症。这实际上也是《难经·七十五难》所谓的"东方实，西方虚"。

二、中线左偏

中线左偏即中线向舌左侧平移，舌左小右大，左虚右实，即肝虚肺实，金乘木的格局，为肺气失宣，肺与大肠之气均郁滞，可见肺及大肠的病症，如胸闷、咳喘、大便不畅或不尽；肝虚则见目涩、眼花、胁肋不舒等，情绪上可见悲伤抑郁等症。

以上两点也符合人体气机左升右降的特点，左升不能乃郁在左，右降不能乃郁在右。调理左右气机升降失常是辨舌诊治的入门功夫。

三、舌中线的某一段侧弯

舌中线的某一段侧弯，常见于脊柱错位、脊柱侧弯及局部肌肉筋膜挛缩影响脊柱平衡，也可见于内脏器官肿大偏离原有位置，而造成中线侧弯。胸腹腔内有肿瘤，如巨大肝血管瘤，也可以出现中线的偏移。

四、舌中线凸起或者点状凸起

舌中线凸起或者点状凸起，见于局部气机被阻，如肿瘤、局部脏器的气机郁滞等，如图 2-1-7，是一个肝肋下四横指可触及的肝大患者的舌象。

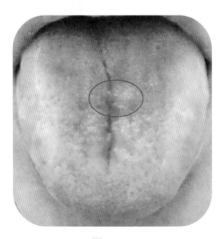

图 2-1-7

五、舌中线凹陷

舌中线凹陷,见于局部气血亏虚,如中气下陷。另外,手术瘢痕、脏器切除也可以出现局部舌中线凹陷。图 2-1-8 就是一个子宫切除的舌象,舌根处中线明显凹陷。

六、舌中线向一侧偏斜

舌中线向一侧偏斜,特别是舌尖或舌体歪向一侧,考虑中风已发或者将发(见图 2-1-9、图 2-1-10)。注意这个舌中线颈胸段有个弯曲,显示颈胸椎交界处有侧弯。

图 2-1-11 也是中风患者舌象,脑梗死 2 个月后的舌象,舌中线明显向右侧偏歪。

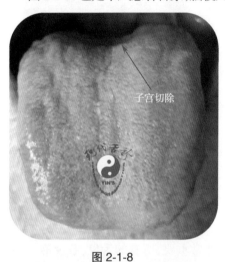

图 2-1-8

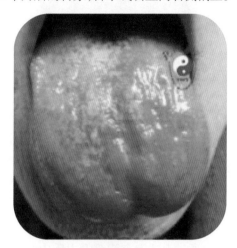

图 2-1-9

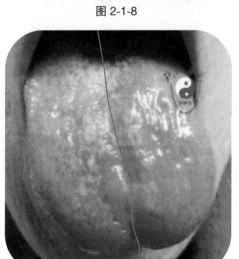

图 2-1-10

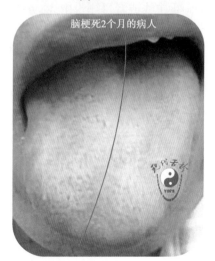

图 2-1-11

七、中线歪斜，非平移，舌体不歪斜

中线歪斜，非平移，舌体不歪斜，要区分中线上下两端的情况而简单分为两种：一是中线呈上（舌尖）右下（舌根）左斜，病机为肺虚大肠实伴肝虚胆实（图2-1-12、图2-1-13），二是上（舌尖）左下（舌根）右斜，病机与前述情形正相反，为肺实（郁）大肠虚伴肝实（郁）胆虚。

视频2　舌中线讲解

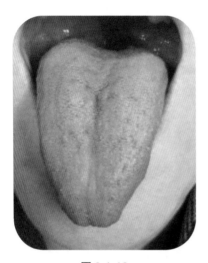

图2-1-12

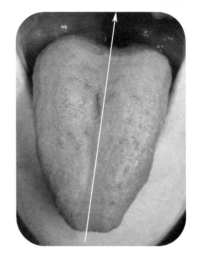

图2-1-13

通过上述七点不难看出舌中线的意义非常重要，所有的舌象，看舌第一步就是画舌中线或者目测舌中线，务必养成习惯。

第二节　从舌中线分析左右气机失常

现代舌诊应用原理之一就是中医理论中最常用到的左升右降的原理。人体气机左升右降是先人在观察自然的基础上结合阴阳理论提出的。《素问·阴阳应象大论》说："左右者，阴阳之道路也"，《素问·五运行大论》也说："上者右行，下者左行"，是指大自然阴阳二气相互交通移动的情形。在上的天是由东向西，左转运行，然后下降于地；在下的地是自西向东，右转运行，然后上升至于天。这种大自然阴阳二气的上下交通有"左升右降"的现象，也是我们的祖先仰观天文、俯察地理的观察心得。

黄元御在《四圣心源》"天人解"一节中对阴阳气机的升降形成也有精辟的论述，在"阴阳变化"一节中这样写道："阴阳未判，一气混茫。气含阴阳，则有清

浊,清则浮升,浊则沉降,自然之性也。升则为阳,降则为阴,阴阳异位,两仪分焉。清浊之间,是为中气,中气者,阴阳升降之枢轴,所谓土也。枢轴运动,清气左旋,升而化火,浊气右转,降而化水,化火则热,化水则寒。方其半升,未成火也,名之曰木。木之气温,升而不已,积温成热,而化火矣。方其半降,未成水也,名之曰金。金之气凉,降而不已,积凉成寒,而化水矣"。人体经脉脏腑中,以阴阳二气互相交流的循行而言,肺虽居于上主宣发,但其气是肃降的,会下注入胃,所以肺是阳中之阴脏;肝虽位在下主疏泄,但其气是升发的,会贯膈上注于肺,所以肝是阴中之阳脏。由此可知人体经脉脏腑阴阳二气的上下交通是肝升肺降的,也是我们先人对脏腑经络功能的观察所得。舌的气机左升右降与人体的气机升降是一致的,也是经过临床检验的。舌的左半部分属于肝,右半部分属于肺,在舌诊临床中,主要查看左右舌的大小是否对称,左右侧厚薄是否一致,来判断肝肺及人体气机升降正常与否。

古人所谓左升右降是以医者的左为左,医者的右为右。腹针和脐针应用后天八卦都是遵循的这个原则。而在舌诊中,则是以患者的左为左,患者的右为右。为何会是这样呢?我们知道,中枢神经的支配,对于躯干是交叉支配,而对于头面则是同侧支配。另外,如果将舌倒置悬挂即旋转180°,则会显示其气机的升降与躯体同样遵循左升右降的规律。如果将一个后天八卦图或者是九宫放在舌上,仍然遵循的是左升右降的旋转规则,本质上是一致的。关于气机升降,详见后文。

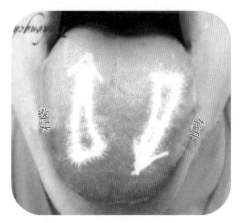

图 2-2-1

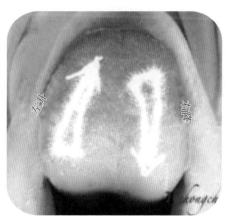

图 2-2-2

气机左升右降图(图 2-2-1、图 2-2-2)。要养成习惯看舌中线,并非一日之功。上边的示意图本身就是一个左升右降出了问题的舌象,相信大家都观察到了(中线右移,左舌偏大)。由此也可知道照片是自拍还是他拍是有不同意义的,我们在远程看病时要注意询问一下照片上的左右与患者实际的左右是否一致。

下面举三个左右气机升降失常的病例。

【病例一】

哮喘。该患者右舌明显偏大(图2-2-3、图2-2-4)。

男,51岁,初诊于2016年11月30日。

主诉哮喘,自幼即患本病,需每日用吸入剂维持,但近日夜间常常发作,咳吐稀白痰,伴胸闷、腹部胀满不适,睡眠已严重受影响,纳食减少,大便或稀或秘,伴有颈肩不适。查其脉,右寸脉上越,观其舌,苔黄黏腻,舌右半侧大于左,舌中有横向及纵向裂纹(图2-2-3)。问其饮食,述近日过食辛辣厚腻。

中医辨证:脾虚湿浊内盛,痰浊留伏于肺,肺气郁而失降。处温胆汤合小青龙汤加减。

浓缩粉剂处方:白蔻、橘红、枳壳、桔梗、桂枝、炒白芍、法半夏、五味子、制附子、当归、杏仁、生姜、柴胡、莱菔子、枳实、炙甘草、麻黄、白芥子、川芎各1g,葛根2g。每次6g,日2次。开水冲服。

1周后复诊,夜间哮喘大大减轻,上周只有一个晚上发作,夜间已经不再使用喷剂,睡眠饮食均有好转。效不更方,上方续用,每日2次,1次5g。患者断断续续用药2个月,已经停用喷雾剂,哮喘几乎没有发作。查其舌,黄腻苔已经退净,但右侧舌仍旧偏大(图2-2-4),予下方调理善后。

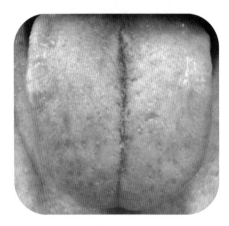
图 2-2-3

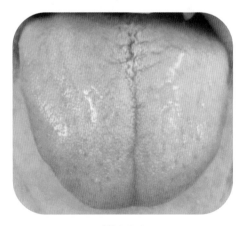
图 2-2-4

白术 2g,杏仁、白蔻、陈皮、半夏、党参、枳壳、枇杷叶、熟地黄、丹参、桃仁、柴胡、炙甘草各 1g,浓缩粉剂,每次 3g,日 2 次。开水冲服。

病机分析:本病中医称之为哮证,《金匮要略》痰饮咳嗽病篇提出:"膈上病痰满喘咳吐,发则寒热背痛腰痛,目泣自出,其人振振身瞤剧,必有伏饮",哮证的主因为宿痰内伏于肺。从舌上看,患者脾胃被伤在先,致使脾胃运化水谷的能力下降,而生痰饮,痰饮内伏于肺,肺之右降受阻。该患近期过食辛辣厚味,使气之升降发生逆乱,触动肺中伏痰,痰升气阻而发病。患者的脉象出现右寸脉上越,也是肺胃之气不降的表现。黄腻苔,亦示湿浊内生,且有化热之势。温胆汤合小青龙汤宣肺降气,化痰浊,去伏饮,清郁热,升左降右,恰合病机。终归是久病,且脾胃伤损日久,治疗时间会较长。

【病例二】

图 2-2-5 是一个便秘患者的舌象。女,61 岁。患者久患便秘,伴有头痛及高血压病(服用西药),常用西药通便,近期使用原来通便药物疗效不佳,近 1 周未排便,要求中医治疗。查见腹软无压痛,舌质淡,右舌偏大,苔薄白水滑,脉按无力,但右关脉明显盛于左关。

证属脾虚胃强,肺与大肠气机郁滞,右降受阻。治宜健脾益气,降肺胃,通大肠。

成药:健脾丸合润肠丸内服。

病机分析:该患舌质淡有水液,为脾虚有湿之象,右舌偏大,右侧气机失降。左右舌象均有隆起,显示左右气

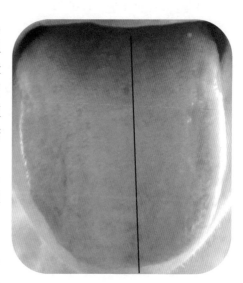

图 2-2-5

机均有郁滞,但以右侧郁滞为重。右侧气机郁滞,肺气不能顺降,肺与大肠相表里,致使大肠传导失司,故见便秘。治疗宜健脾降胃,宣肺降气,疏调大肠气机为主。

1 周后患者复诊,述大便较前明显通畅,希望继续治疗。

【病例三】

双脚水肿老年妇人,远程会诊。

双脚水肿严重,曾经过中西医治疗,水肿未见变化。

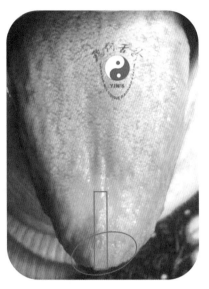

病机分析:从舌(图 2-2-6)上看,心肺区凹陷,心肺之气亏虚,心源性水肿可能性较大;左舌较大,舌中线右移,肝郁脾虚,土不制水也是发病原因之一。下焦湿腻苔,非肾阴亏虚。舌质略红,为轻度阳虚象。建议从心论治,兼顾肝肾脾。另外还有颈椎问题,注意预防脑梗。

对方反馈确实有颈椎病,曾有腔隙性脑梗死。

处方:柴胡 10g,茯苓皮 30g,桂枝 10g,生黄芪 15g,党参 15g,制附子 5g,葛根 15g,生龙牡各 15g,生姜皮 10g,陈皮 10g,半夏 10g,炙甘草 10g。日 1 剂。5 剂药后肿全消。

图 2-2-6

第三节　左右气机与腹部后天八卦

正确地判断舌中线,不仅帮助我们作出恰当的诊断,也是判断我们治疗是否有效的依据。下面再看一下腹针脐针的八卦图(图 2-3-1)。这个图形在平躺的人的腹部,以脐为中心,火(离)在上(近心端),水(坎)在下。脐针腹针的后天八卦也是一个左升右降的顺序。

下面这四个舌象都伴有明显的中线偏移,供练习画舌中线(图 2-3-2~图 2-3-5)。

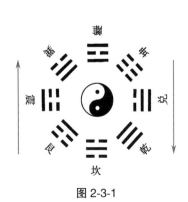

图 2-3-1

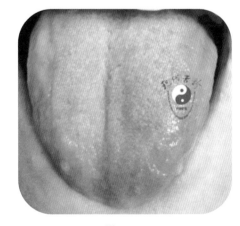

图 2-3-2

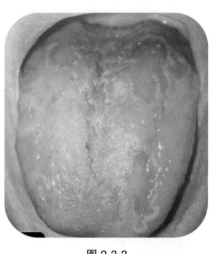

图 2-3-3

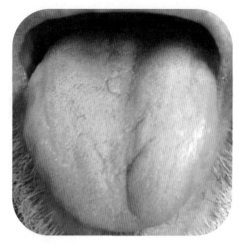

图 2-3-4

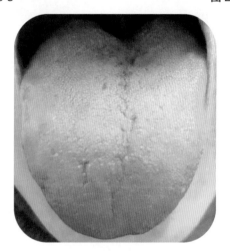

图 2-3-5

第四节　舌中线与部分脏腑经络及神志的关系

一、舌中线与肺和大肠气机

舌中线左偏,主要提示肺与大肠气机郁滞,当然也有其他经络脏腑气血右降被郁滞的情形,如胆的右降。

因肺与大肠相表里,其病理改变是互相影响的,肺气失降,则大肠腑气失畅;大肠腑气失畅,也可引起肺气失降,因此中线左偏就可以预测有大便问题及肺的

症状;再查看舌苔,凡是缺苔少苔,考虑为阴
不足、缺水引起的,推断为大便稀,当然缺苔
少苔也可见于大便干燥肠道少津的情形及
干咳少痰;反之,苔厚腻的,推断为大便秘或
不畅,这个厚腻苔主要是指舌根部的。单凭
舌根部的厚腻苔,可以怀疑有大便秘结或不
畅,属于提示性质,确实也有部分患者出现
大便秘结或者是大便不爽或者不尽,如果配
上舌中线左偏,基本上就可以确定是大便的
问题。舌根部的厚腻苔,还提示下焦湿邪为
患,如阴囊湿疹、膀胱炎症、阴道或者盆腔的
炎症等,后文还会有相关论述。

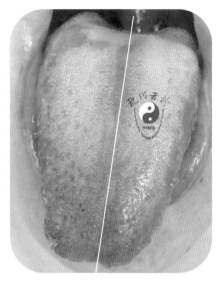

图 2-4-1

图 2-4-1 的舌象舌中线左移,大便秘结
为主诉。

舌根部的腻苔通常与肠中积存的大便是呈正相关的。但是对于大肠燥屎
日久者,燥热伤阴,则会见到舌红少津少苔或者黑干苔;阳明燥结伤阴,舌中线
两侧出现红而少津及裂纹,舌两边肝胆区未必一定有伤阴象,糖尿病患者常见
此象。

图 2-4-2 为患糖尿病伴肝癌晚期的舌象。主要表现为口干渴喜冷饮,喘息,
大便不畅。

图 2-4-3 是一个花粉症患者的舌象,舌中线明显左移,右舌大,肺气郁滞不
降,也伴有大便不畅的问题。用药时要加大右降之力,如用杏仁、枇杷叶、制大黄
等,以直捣病所;当然也可以用提升左侧气机及加强中焦升降的办法来解决。

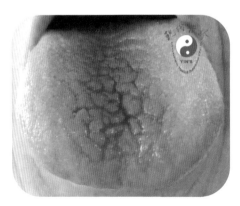

图 2-4-2

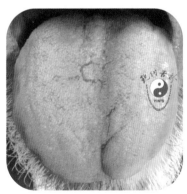

图 2-4-3

图 2-4-4 为久泄伤阴,舌苔剥脱或者
少苔的舌象。舌中线左移。大肠湿热蕴
结,而成湿热泄泻,泄久伤阴,而成腻苔与
缺苔混杂。大肠腑气失畅,肺失其宣,中线
左移。

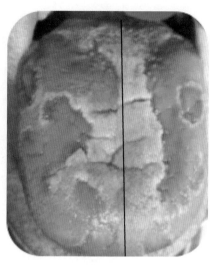

右侧舌尖高凸,是明显肺气失于宣
降的表现,但是临床中单知肺失宣降是不
够的,我们还要查知肺失宣降的原因。外
感可以造成,大肠的郁滞也可以造成肺
失宣降,三焦不畅也可以出现肺降受阻;
情志因素,悲伤不得宣泄也可造成肺气郁
滞右降不能,因此细辨其因是非常有必
要的。

图 2-4-4

另外右降失职还与胃气的右降、膀胱的右降及胆的右降等均有关联,临
证时要多方面考虑,以免误诊误治,毕竟我们临床医生最重要的目的是治愈
病患。

二、舌中线与肝胆气机

舌中线右偏,形成左大右小的舌象,若没有出现左边舌尖高于右边,只能判
断为肝气郁滞,若出现左边舌尖高于右边,可以断为肝郁太过化火上冲,此时柴
胡慎用。天麻钩藤饮及镇肝熄风汤不用柴胡,就是因为柴胡有升提肝气的作用,
故而左舌尖高于右舌尖的病患慎用柴胡。慎用并不是要禁用,在适当配伍时可
以使用。

图 2-4-5、图 2-4-6 两张舌象,不仅是左舌大,左舌尖也明显高于右舌尖,呈
现出一个肝气上冲的象。图 2-4-6 舌象属于大脑的问题,第九章讲肿瘤时还要
讲到。

图 2-4-5 是右侧乳腺癌切除、心脏置换的患者舌象。右乳腺癌切除后没有
回填重塑。这张舌象意义非凡,在讲第五章第二节病例一的舌象时还要详细
讲解。

图 2-4-6 舌象的左边肥厚而大,且舌尖明显高于右边。像这样的舌象都要
考虑肝气上冲的问题,鉴别是否有肝阳上亢,要兼顾下焦,下焦凹陷呈亏虚象时,
要考虑肝阳上亢的问题。图 2-4-6 还兼中线上段向右弯曲,此象为五志过极之
肝郁化火象,起因于郁怒不得宣泄,进而影响气的运行导致气机郁于左,最后由
气及形,出现左脑肿瘤。

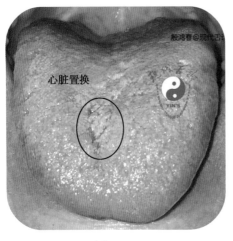

图 2-4-5

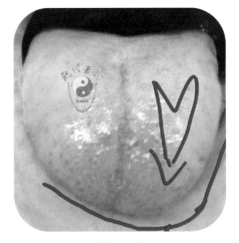

图 2-4-6

三、舌中线与任督二脉

（一）督脉（脊柱）

在出现舌中线裂纹时，一般要考虑脊柱的问题，即督脉问题。据裂纹出现的位置不同，自舌尖至舌根依次为颈椎、胸椎、腰椎及骶尾椎病变。在局部中线出现弯曲时，也要考虑相应脊椎节段的侧弯或者错位。如果裂纹只是局限在舌中胸段，可能也与胃有关，有些胆汁反流的患者也可以见到舌中及舌上段的裂纹。若是整条舌中线出现裂纹，一般考虑督脉为病，图 2-4-7 这张舌带脊柱的舌图，就是为此而画的。根据裂纹所在的位置就可以判断出是颈胸腰骶哪一段脊椎出了问题。

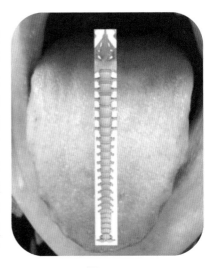

图 2-4-7

【病例一】

图 2-4-8~ 图 2-4-10，考虑骨盆及腰椎出现倾斜，仔细对比患者的背部及舌象。白线是患者脊柱正常时应该有的，绿线是患者脊柱实际呈现出来的情况。对比舌上的白线和绿线，可以见到与患者的脊柱白绿线是高度相符的，这对于判断脊柱肌肉韧带筋膜等的疾患都有极大的帮助。

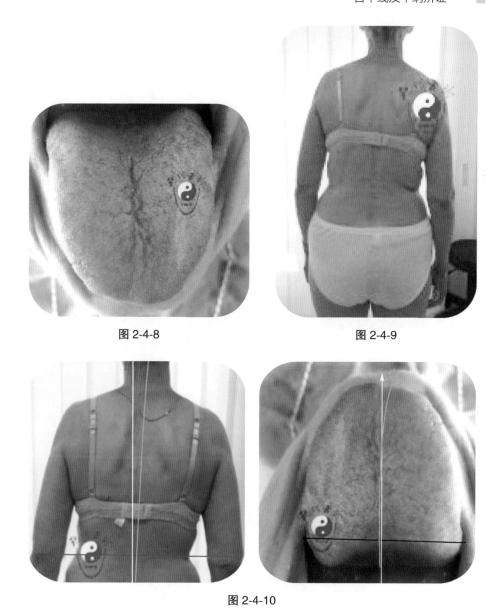

图 2-4-8　　　　　　　　　　　　图 2-4-9

图 2-4-10

　　图 2-4-11~ 图 2-4-13,是一个脊柱弯曲伴有筋膜张力失衡的患者舌象。舌中线的弯曲与脊柱的弯曲是一致的。患者后背的皱褶,左右是不对称的,同时查看患者两臂下垂与身体侧面形成的空间大小也是不对称的。只要仔细观察,就会发现有许多的征象显示左右的差别,进而提示我们去寻找差别的来源,大家要考虑的范围大一些,从头到脚,从骨架到肌肉到筋膜到内脏。

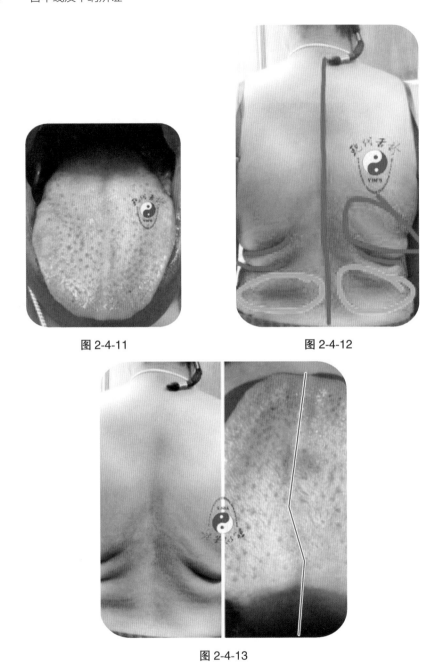

图 2-4-11　　　　　　　　　　　　　　　　　图 2-4-12

图 2-4-13

【病例二】

脊柱侧弯（图 2-4-14，图 2-4-15）。本例主要是显示脊柱侧弯在舌象及 X 光照片上的反映。

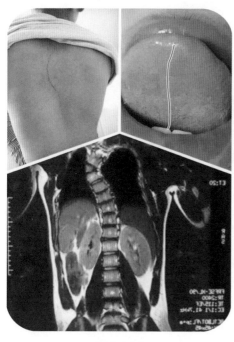

图 2-4-14

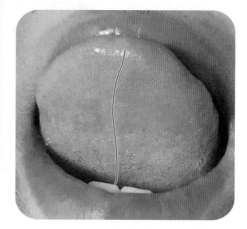

图 2-4-15

【病例三】

颈椎病的患者其脊椎颈段也可以见到隆起,见图 2-4-16,颈段部位的裂纹还要考虑气管及食道病变,颈段向下延伸之胸段,交界处的裂纹也可见于心脏病变。

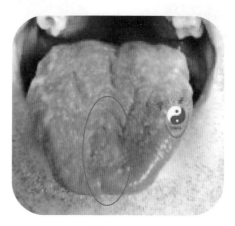

图 2-4-16

【病例四】

图 2-4-17 是颈胸脊髓空洞症的患者舌象,可以见到舌脊椎的两侧裂纹贯穿上下,都是督脉为病的表现。治疗以补肾强督为主。

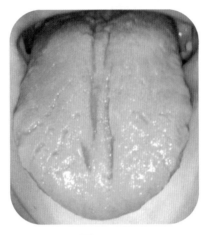

图 2-4-17

【病例五】

图 2-4-18 为一个以胃、颈背部疼痛为主诉的患者舌象,图中红圈为颈椎所示裂纹,为颈椎病象。该患颈椎 5、6 椎间隙狭窄。

（二）任脉

看图 2-4-19 的舌象,在舌中线上我标示了任脉,需要知道什么情况下才能

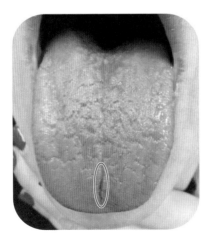

图 2-4-18

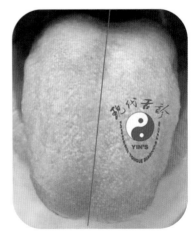

图 2-4-19

断成任脉显形。一般来讲,整条舌中线凹陷而没有裂纹要考虑任脉,如果加上舌根部的突起,那么就可以判断成任脉为病了。单有舌后根的隆起也可考虑任脉为病。图 2-4-20、图 2-4-21 中虽然舌中线凹陷不是很明显,但舌根部子宫区有明显凹陷,该凹陷的后方有明显的隆起,这个要考虑任脉为病。这也就是《难经·二十九难》所说:"督之为病,脊强而厥;任之为病,其内苦结,男子为七疝,女子为瘕聚"。

图 2-4-22 是典型的任脉为病的舌象。

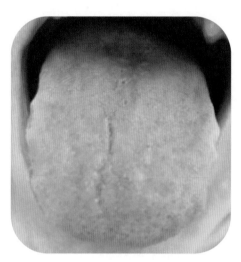

图 2-4-20

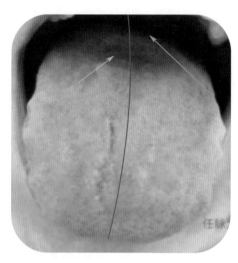

图 2-4-21

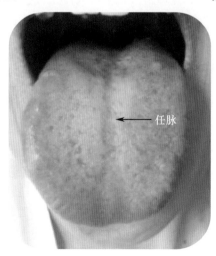

任脉

图 2-4-22

四、舌中线与精神情志

关于舌中线与精神情志,舌中线的左右平移、左右舌尖的偏凸及中线的弯曲、舌苔舌形的各种变化都与五志过极有关,是判断精神情志疾患的重要依据,这个内容第十章精神疾患一节介绍。

第五节　气机升降与十纲辨证

八纲辨证乃阴阳表里寒热虚实是也,我加了升降两纲,称之为十纲辨证。

一、升　　降

(一) 先贤论气机升降

庄子曰:"人之生,气之聚也,聚则为生,散则为死。"《素问·六微旨大论》曰:"出入废则神机化灭,升降息则气立孤危。故非出入,则无以生长壮老已;非升降,则无以生长化收藏。是以升降出入,无器不有。故器者生化之宇,器散则分之,生化息矣。故无不出入,无不升降,化有小大,期有近远,四者之有而贵常守,反常则灾害至矣。"上边的两段话主要强调了气机升降出入的重要性,关乎人的生死。

升降涵盖出入,出入之中有升降。《灵枢·顺气一日分为四时》言:"春生夏长,秋收冬藏,是气之常也,人亦应之。以一日分为四时,朝则为春,日中为夏,日入为秋,夜半为冬"。气机的升降出入是维持人体正常生命活动的基本要素。如《素问·阴阳应象大论》:"清阳出上窍,浊阴出下窍;清阳发腠理,浊阴走五脏;清阳实四肢,浊阴归六腑"。《素问·经脉别论》有"饮入于胃,游溢精气,上输于脾,脾气散精,上归于肺,通调水道,下输膀胱;水精四布,五经并行"。升降失序则病作,如《素问·阴阳应象大论》云:"清气在下,则生飧泄;浊气在上,则生膜胀,此阴阳反作,病之逆从也"。《素问·示从容论》云"咳嗽烦冤者,是肾气之逆也",《素问·脉要精微论》云:"上盛则气高,下盛则气胀"。

历代医家也有许多论述,如张景岳在《景岳全书·传忠录》对于气机的升降就有许多的论述:"行医不识气,治病从何据?""夫天地之道,阳主气,先天也。阴成形,后天也。故凡上下之升降,寒热之往来,晦明之变易,风水之流行,无不因气以为动静,而人之于气,亦由是也。凡有余之病,因气之实,不足之病,因气之虚。如风寒积滞,痰饮瘀血之属,气不行则邪不除,此气之实。虚劳遗漏,亡阳失血之属,气不固则元不复,此气之虚也。虽曰泻火,是所以降气也;虽曰补阴,是所以生气也。气聚则生,气散则死,此之谓也。所以病之生也,不离乎气,而医之治病也,亦不离乎气;但所贵者,在知气之虚实,气之升降及气所从生耳。"景岳又云:"药有四气五味,气本乎天属阳,气有四曰寒热温凉;味本乎地属阴,味有五曰酸苦甘辛咸。温热者,天之阳气,寒凉者,天之阴气;辛甘者,地之阳,酸苦咸者,地之阴。阳主升而浮,阴主沉而降。辛主散,其行也横,故能解表;甘主缓,其行也上,故能补中;苦能泄,其行也下,故可去实;酸主收,其性也敛,故可治泻;淡主渗,其性也利,故可分清;咸主软,其性也沉,故可导滞。"可见药物与气机升降关系密切。

(二)舌象与四季阳气升降变化

春则肝旺,少阳升发之力盛,可见左舌略厚,但不至于使中线明显右偏;平素肝旺的患者此时因天时而发病,克伐脾土,耗伤肾水而生诸症,诸如情志不畅、易怒、腹胀、腹泻、腰痛、咳嗽等。

夏则火为主气,少阴君火偏旺升至顶点,舌尖或略大易见红象,或者尖凸,舌根略凹。平素心火偏旺之人,此时因天时可见火升太过,出现心火亢盛之象,克金侮水,可见心烦口臭、口舌生疮、头痛面赤、咳悸等症。

秋则燥金主气,阳气处于敛降之势,肺借天时,敛降上浮之阳,由升转降,右舌或见略厚,但中线不至于左偏,若平素肺失宣降之体,此时借天时之力,易于治疗。但若天阳气太过,失于敛降,右舌见到中线左偏,则见侮火伐木,咳喘而悸、胁肋不舒等。

冬则寒水主气,封藏之季,阳气沉下潜藏,舌或见淡红,根部饱满,但不至于凸起,舌中线中上焦段或见略凹,下焦段饱满。平素肾亏之体,宜虚静涵养,保养肾精与阳气。过用则精耗阳亏,来春则木失气根,虚阳上越。

舌中线一旦确定,则舌上气机升降之势立现,前文已经述及,中线左移,肺气郁而失降,肝升无力;中线右移,肝气郁结,肺降无力。如是舌尖偏凸,在左则见肝气过升,在右则见肺气失降。舌上焦偏大则气郁于上而不降,肾亏于下。中焦区偏凸则见于中焦郁滞,下焦区偏大见于下焦郁滞、实邪固结等,在此不一一举例了。

(三)气机升降图

图 2-5-1 较单纯的肝升肺降有改进,因为这个舌略小,没有将人体的气机升降关系全部标示出来。不过图上标出的

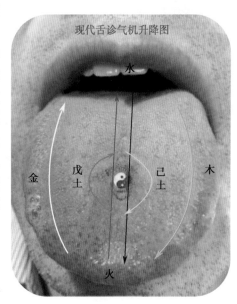

图 2-5-1

三对升降是我们临床中最常用的。

图 2-5-1 主要显示肝升肺降、脾升胃降及水升火降。对于肝升肺降古人有若干论述,兹摘其要者说明。《素问·刺禁论》:"脏有要害,不可不察。肝生于左,肺藏于右,心部于表,肾治于里,脾为之使,胃为之市。"即肝气自左而升,肺气自右而降,肝升肺降即来源于此。《素问·五运行大论》:"上者右行,下者左行。"《素问·阴阳应象大论》:"左右者,阴阳之道路也。"《临证指南医案》:"人生之气机应乎天地自然,肝从左而升,肺从右而降,升降相宜,则气机舒展。"

脾升胃降作为气机升降的轴心,古人予以了充分的重视。如"脾为阴土而升于阳,胃为阳土而降于阴,土位中而火上水下,左木右金,左主乎升,右主乎降,五行之升降以气不以质,而升降的权衡又在中气,升则赖脾气之左旋,降则赖胃气之右转,故中气旺则脾升而胃降,四象得以轮转,中气败则四象失其所行,因脾郁而胃逆也"(吴达《医学求是》)。"中气者,和济水火之机,升降金木之轴,道家谓之黄婆。婴儿姹女之交,非媒不得,其义精矣",《四圣心源·劳伤解》的这段描述把脾胃为升降之枢写得极为清晰。

心肾升降即水升火降的关系,正常情况下水升火降,水火既济,身体无病。但异常时出现水火失济、水火分离、上热下寒的病理现象,可见舌上焦区红而中下焦区白。

气机升降一旦确定,那么不管是用药还是用针,都有了定见,不会再游移不定了,因为所有的药物都有升降浮沉之性,中药学里都专有论述。穴位及经络的走向功用也很明确,稍加手法,调其升降,运用随心。所以升降这两纲是有极其重要的理论及临床意义的。

二、阴 阳

《临症验舌法》云:"凡病属实者,其舌必坚敛而兼苍老;病属虚者,其舌必浮胖而兼娇嫩。阴虚阳盛者,其舌必干;阳虚阴盛者,其舌必滑;阴虚阳盛而火旺者,其舌必干而燥;阳虚阴盛而火衰者,其舌必滑而湿。如此分别,则为阴为阳,谁实谁虚,显然可见。"临床实际上多数的舌象是虚实兼见,因实而至虚或因虚而至实,都需要仔细分辨。如既见到舌体胖大,而又见舌红无苔,这就是一个阳虚为本、阴虚为标的舌象。也可见到舌体瘦小舌质较红,但舌苔淡白边有齿痕,这就是阴虚为本、阳虚为标的舌象。治疗时治本为主,治标为辅。淡白胖大齿痕舌或伴舌中下焦凹陷,为脾肾阳虚,宜健脾温肾;暗红如猪腰子色,为肾阳虚衰,心阳将绝,宜大补元阳,附子桂枝及四逆汤常被选用。

查舌的润燥,在阴阳辨证中有重要的意义。《辨舌指南》中指出:"滋润者其常,燥舌者其变"。润泽是津液没有伤,燥舌是津液已经耗伤了。正常情况下阳气虚了,阴气有余,往往是苔润泽、体胖大、边有齿痕,或者是润而滑的,或伴有白腻苔且厚等。而阳热邪火亢盛的情况下,就会耗损津液而出现舌瘦、苔干燥、质红、绛红、燥干等。即在常理的情况下,阳虚寒证往往是舌润,阴亏热证就会导致舌燥或舌体瘦小。津液的输布是依赖阳气运行的,是由阳气来布化津液的,如果阳不足了,就不能布化阴津,舌苔同样也可以出现不润而干燥。所以见到干燥舌苔,不可一概论为阴虚,也有可能是阳虚失于蒸化。那么如何来区分这两种情况呢? 热证阴亏,舌干少津,舌红苔白而干,或黄干,或者黑苔,喜冷饮而好动;阳虚失于蒸化之少津,则见舌淡,舌面少津,患者或见形寒、喜静、喜热饮及其他阳虚见症,若是虚阳上越,舌可见红而少津,但舌体一般会胖大。

三、表　　里

表证在舌上的表现就是以薄白苔为主。太阳主一身之表,寒邪郁于肌表,表现在舌上就是薄白苔,据患者体质及禀赋不同,舌质可有较大的差异。当然,配合问诊,了解是否有恶寒,会更准确。薄白带腻,是已经有风寒湿,生姜一定要用;白厚腻苔,是太阴湿浊不化,病可兼见表里,宜干姜温化;若苔如积粉,常见邪伏膜原,则宜选用草果除之;如是白而黏腻,甚至拉丝,则宜藿香芳化祛湿解表,常用藿香、佩兰等。白燥苔,常见燥邪为患。某些流感感染,或者外感病,感受或者兼夹燥邪,苔白而干,治疗时宜清热润燥,宜桑叶、菊花、金银花等;化热后,可见苔燥而黄。

如图 2-5-2 中的舌象,94 岁高龄老妇人感冒发热。患者 1 周前感冒发热,用过 3 天抗生素,感冒的其他症状减轻,但发热不退。早晨轻,下午重,已经近 1 周。

现在有咳嗽、发热、便秘、口干等症状。舌诊:舌尖红,舌干裂,苔燥干。辨证:燥热为急为标。兼素有肝郁气滞,肺失宣降,脾肾阳虚。治则:急则治其标,清燥止咳,顾护胃气,兼扶其阳。

处方:金银花 10g,薄荷 10g,连翘 10g,生麦芽 30g,枳壳 10g,川牛膝 10g,白术 30g,竹茹 10g,桃仁 10g,生大黄 10g,生石膏 10g,甘草 10g,浙贝母 10g,炙杷叶 10g,桑叶 10g,炒杜仲 10g。水煎服,日一剂,早晚各一杯。

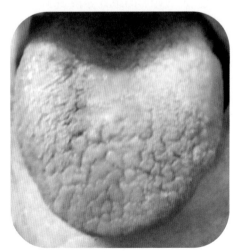

图 2-5-2

结果:患者服药 2 天,热退神清。或问:为何用炒杜仲? 答:患者舌根凹陷,高龄阳虚。若骤补阳气,用药过温或燥热,则恐热难除;若不照顾阳气,又恐热退后患者更形虚馁,两难选择,因此加较为平和的杜仲,权宜顾其阳气。

里证实际上是一大类疾病,我们临床几乎天天看的大部分患者都是里证,相对于表证而言,凡是外感疾病已经入阳明,或者太阴少阴厥阴,或者脏腑经络气血出现偏盛偏衰,及各种痰浊瘀血为患,都是里证。只要不牵涉到恶寒者,均要考虑里证,所以讲,里证的范围是很广的。如舌质淡白,阳虚为患;舌质红赤,阳盛,可见于各脏腑的热盛,并不是只有心火亢盛才会舌质红。舌质绛红,为热入营血。舌质青紫,则是兼瘀血阻络,或者寒邪入于肝肾。

如图 2-5-3 是一个桥本甲状腺炎患者的舌象,发病多年后,甲状腺功能出现减退。舌象呈现出气滞血瘀,脾肾阳虚的病机。治疗温补脾肾,疏肝解郁,活血化瘀。

里证的舌苔主要表现为黄或者是微黄、灰黑等,但阳虚里证也会出现薄白苔。所有里证舌象都有舌形、舌质或舌苔的变化。如舌体胖大,似为阳虚象,但舌体胖大,舌质红,苔黄者,则是胃热或血热所致,严重者可见舌大满口,甚至伸出口外,急需舌边泻血以解之;舌体瘦小,见于精血亏虚之体等,舌呈柱状,又见于肝气上冲之癫痫的患者等,后边还有详述。

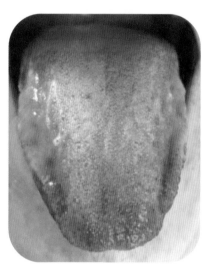

图 2-5-3

四、虚　实

《素问·通评虚实论》:"黄帝问曰:何谓虚实? 岐伯对曰:邪气盛则实,精气夺则虚。"即虚实两纲是反映正邪多寡的纲领。凡见苔厚、黄燥、黑干、质坚敛苍老,均为实证、热证;若是胖大齿痕、苔薄白,属虚证、寒证;若全舌无苔,舌绛者为邪入营阴或阴虚内热。舌瘦小而舌淡者为气血两虚;舌胖大而淡胖者为阳虚。舌黑而湿润,为肾阳虚而内寒;舌黑而干燥,为水亏火旺,或者是里热已极。

五、寒　热

从舌形、舌苔、舌质三个方面来看寒热。凡是舌苔薄白而润或苔白腻润、苔黑润或者灰而湿润、舌体胖大而淡、舌质青紫灰暗,均为寒象。而热证则显示为舌苔干,或黄或白或黑;舌质红,或深红或紫绛;舌形或胖大或瘦小。

如图 2-5-4 所示，这是一个不寐患者的舌象，因于大肠癌肝转移，中线左移，右降失职，舌质淡红，满布瘀斑，舌面湿润，一派阳虚寒凝血瘀之象。

图 2-5-5 的舌象属于一个上焦郁热的患者，舌尖红赤，伴有红点，是一个偏头痛的患者。

临床实际是更多的舌象显示的是寒热错杂或者是上热下寒的病机。

图 2-5-6 的舌象为上焦郁热、下焦寒郁，是一个焦虑伴有子宫肌瘤的患者的舌象。

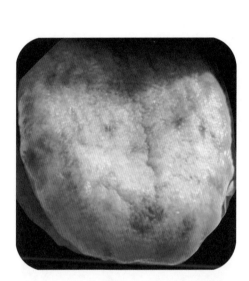

图 2-5-4

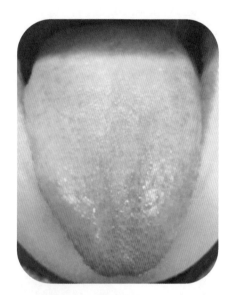

图 2-5-5

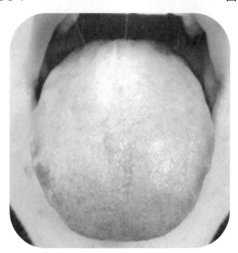

图 2-5-6

【病例】

2015年8月21日,朋友的母亲发热不退2周,一直住青岛某大医院,CT示肺内显示不清晰,医院怀疑肺癌而要求肺穿刺活检。朋友征求我的意见,我建议先吃中药,不要穿刺。根据舌象及发病季节,患者患的应是湿温。舌象示舌略向左偏,右舌明显偏大,舌中线左移,苔黄腻,肺胃失降之象。治以降右为主,兼以清热利湿。以三仁汤加减:

处方:茵陈10g,滑石10g,通草10g,石菖蒲10g,黄连2g,黄芩5g,厚朴10g,炒杏仁5g,砂仁5g,薏苡仁10g。每天1剂,800ml水煎出300ml药液,早晚各150ml饭前服。5剂药后患者热退,唯稍有腹泻,大便黑色。

二诊处方:前方去滑石,通草改为5g,加入炒白术5g、炙甘草5g,再服3剂。患者恢复正常生活状态。下面是患者治疗前后的舌象。治疗后患者的舌象不仅舌苔变得薄白,舌形亦对称,中线居中。下面是治疗前(图2-5-7)后(图2-5-8)照片。

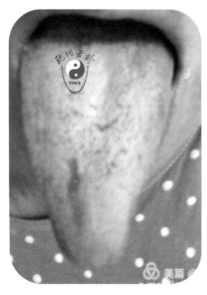

图2-5-7

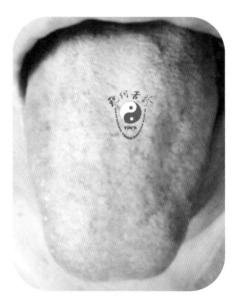

图2-5-8

十纲在舌象上的表现本书后部还有论述,增加了这两纲后,辨证施治更容易和全面。

第三章

舌尖部及其常见病象

现代舌诊对舌质的观察较传统舌诊有许多不同。传统舌诊观察舌质的变化，主要是舌色的改变；其次，是润滑、裂纹、星斑等不同的变化；正常舌为淡红色，色泽滋润，不干不燥，舌面上有薄薄一层白苔；当邪气入侵，犯及脏腑，正气受损之时，则舌质的色泽润滑都随之改变；舌色的变化，常为淡白舌、淡红舌、红舌、绛舌、青紫舌等；舌质，除颜色的改变外，同时亦注意其滑润荣枯的改变；湿润是正常现象，枯槁则是病理改变。滑润光泽，是津液充足，气血旺盛；枯燥干裂是津液亏损。现代舌诊还要观察舌上的裂纹位置，凸起凹陷所在，中线的变化，三焦的变化等，据舌全息来查病观机，更精确细致。

观察舌尖也主要是查舌尖的神、色、形态的变化。在《重订通俗伤寒论》中专设一章论述舌形变化及其机理，当然这也是没有结合现代全息的论述，本书所讲舌形的变化是在增加现代全息内容的基础上而论述的。本章主要讨论五官的位置及其病理显形时的舌象变化，以及常见头面部疾病的舌象及治疗。

第一节　眼　　睛

在舌尖部近中央处出现的锯齿状的变化，一般要考虑眼睛的病变。急性期发病的，呈现小片红色区域，慢性虚性的，呈现较淡的舌色。

【病例一】

视网膜色素病变。图3-1-1就是一个视网膜色素病变的患者舌象。这种舌象患者治疗时要考虑养血补精，佐以活血。同时因舌质较淡，患者主要表现为乏力畏寒，要注意扶助阳气。该患者一直在治疗中。

处方：制附子、桂枝、党参、石菖蒲、当归、陈皮、半夏、干姜、桃仁、炙甘草各1g，黄精2g。浓缩粉，每次5g，日2次，开水冲服。

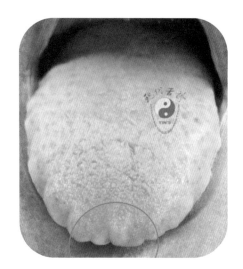

图 3-1-1

【病例二】

眼底静脉阻塞。该患主诉为眼底静脉阻塞(图 3-1-2),注意其舌象肝胆区的内凹(绿圈所示)为肝血不足的象。肝开窍于目,治疗时要注意养肝血。

处方:菊花、川芎、当归、黄精、陈皮、制半夏、干姜、枸杞子、熟地黄各 1g,竹茹 1.5g。浓缩粉,每次 5g,日 2 次,开水冲服。

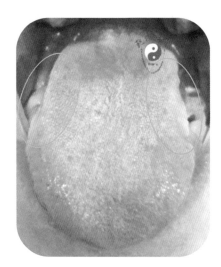

图 3-1-2

【病例三】

糖尿病眼底静脉栓塞及视网膜病变。该舌象眼区平坦无神（图 3-1-3，红圈所示）。该舌裂纹是典型的糖尿病舌象，舌红苔或干或湿，舌上裂纹呈放射状排列，如同干裂的土地。证属阴阳俱虚，肝郁脾虚，心气阴虚。

处方：半夏、薤白、枳实、白术、厚朴、佛手、草果、茵陈、桂枝各 1g，桑叶、黄连各 3g，甘草 0.5g，炒杜仲、熟地黄各 2g。浓缩粉每次 5g，日 2 次，开水冲服。

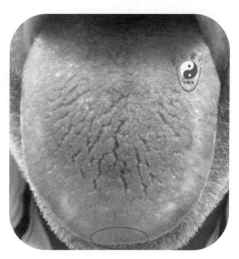

图 3-1-3

【病例四】

脑积水失明案。2018 年 7 月 4 日，我的三期学员高医生远程请我看一个双目失明 3 个月的 18 岁女患。3 个月前患者因视力模糊伴头晕、头痛逐渐加重，就诊于当地医院，检查诊断为脑积水，治疗无效，后转诊北京某医院行手术引流，引流过程中患者出现晕迷抽搐，后经治疗患者意识逐渐恢复，但视力仍未恢复。来诊时双目失明，走路需搀扶。图 3-1-4 是初诊舌象，图 3-1-5 是医院的出院诊断书。

根据舌象，断为寒邪盘踞三阴，肝血虚，目失濡养。

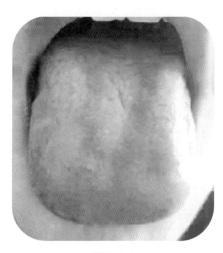

图 3-1-4

31

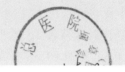

入院诊断：1 脑脊液分流状态
2 脑积水
3 视力问题个人史；
4 间质性脑水肿；
5 脱髓鞘性脑病
诊疗经过：入院后进一步明确分流管离断，跟家属沟通交代病情，进一步于分流管走行行分流管夹闭处理，夹闭后给予患者口服抗炎治疗，患者咽痛进一步耳鼻喉科会诊，复查头颅CT检查提示脑室较前无增大，出院处理。
出院诊断：1 脑脊液分流状态
2 脑积水
3 视力问题个人史；
4 间质性脑水肿；
5 脱髓鞘性脑病
出院医嘱：
（一）出院带药
（二）出院后注意事项
1动态观察患者病情变化，必要时神经内科进一步检查明确。
2门诊随诊。

图 3-1-5

处方：制川乌^{先煎}10g，炙甘草 10g，炒枣仁 30g，陈皮 10g，半夏 10g，茯苓 10g，猪苓 10g，白术 10g，香附 10g，小茴香 10g，黄精 10g。3 剂，水煎服，日 1 剂。

2018 年 7 月 8 日，服药 3 剂，舌体略有红活之象(图 3-1-6)，加当归、川芎以增加养血活血之力。

处方：制川乌^{先煎}10g，炙甘草 10g，炒枣仁 30g，陈皮 10g，半夏 10g，茯苓 10g，猪苓 10g，白术 10g，香附 10g，当归 10g，川芎 10g，小茴香 10g，黄精 10g。3 剂。

高医生配合针灸，处方：睛明、球后、承泣、攒竹透丝竹空、太阳、完骨、风池、养老、支正、梁丘、足三里、血海、地机、光明、照海、水泉、太溪、复溜、太冲、丰隆。日 1 次。

2018 年 7 月 12 日，患者眼睛还是看不见，上方再吃 5 剂。

2018 年 7 月 18 日，经过 12 天的针灸及中药治疗，患者已经能看见诊室的字画，并且看人时视力能够集中。继续扶阳法中药治疗，处方不变。

2018 年 7 月 23 日，患者能看见图案，自己可以慢慢走路。舌象如图 3-1-7。

处方：制川乌^{先煎}10g，炙甘草 10g，炒枣仁 30g，陈皮 10g，半夏 10g，茯苓 10g，猪苓 10g，白术 15g，香附 10g，桂枝 10g，炒白芍 10g，当归 15g，川芎 10g，小茴香 15g，黄精 15g。草药 7 剂。体针 3 天针刺 1 次，并配合使用耳针。

2018 年 7 月 31 日，患者视力继续提高，舌象(图 3-1-8)示寒邪仍盛，宜加大温阳力度。

处方：制川乌^{先煎}20g，炙甘草 10g，炒枣仁 30g，陈皮 10g，半夏 10g，茯苓 10g，白术 15g，香附 10g，桂枝 20g，炒白芍 10g，当归 15g，川芎 10g，小茴香 20g，黄精 15g。7 剂。

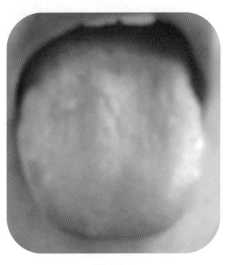
图 3-1-6

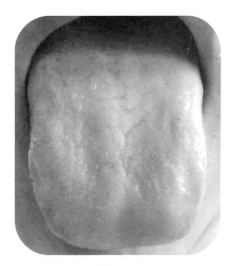
图 3-1-7

耳穴：神门、肾、肝、心、脑垂体、对耳屏、眼。

2018 年 8 月 9 日，患者视力继续好转，行走已无大碍，并且脸上粉刺明显减少。舌象如图 3-1-9，舌色较前红活。

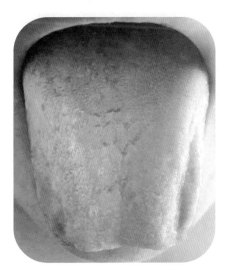
图 3-1-8

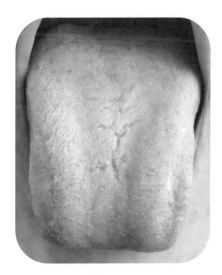
图 3-1-9

处方：制川乌^{先煎}20g，炙甘草 10g，炒枣仁 30g，陈皮 10g，半夏 10g，茯苓 10g，

白术 15g, 香附 10g, 桂枝 20g, 炒白芍 10g, 当归 15g, 川芎 10g, 砂仁 10g, 补骨脂 10g, 小茴香 20g, 黄精 15g, 生姜 3 片。6 剂。

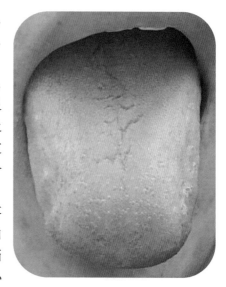

2018 年 8 月 15 日, 患者视力较前进步, 患者自己感觉舌头变小(图 3-1-10), 并且灵活, 患者行动完全自如。2 天扎 1 次耳针及头针。夜间借助手电筒能看见路, 面部皮肤也变细腻。3 个月之前有闭经, 最近 3 个月月经来潮总是延后 2 天。

处方:制川乌 20g, 炙甘草 10g, 炒枣仁 30g, 陈皮 10g, 半夏 10g, 茯苓 10g, 白术 15g, 香附 10g, 桂枝 20g, 炒白芍 10g, 当归 15g, 川芎 10g, 砂仁 10g, 补骨脂 10g, 小茴香 20g, 黄精 15g。5 剂, 水煎服, 日 1 剂。巩固治疗。

图 3-1-10

第二节　耳

耳朵在舌象上的对应区位于眼睛稍外方。由于舌尖部太小, 而五官反射区全都聚在这一块, 分辨起来不易。

看图 3-2-1, 是一个中耳炎患者的舌象, 发病在右边, 右耳疼痛且有少量分泌物。可以在舌象上明显地看到舌尖右侧颜色发红, 这个舌象显示上焦及左右两侧隆起, 显示左升右降均有郁阻, 在轻清上热的同时不要忘记疏通左右气机。这是马蹄形舌象, 在第十二章第六节还有详解。

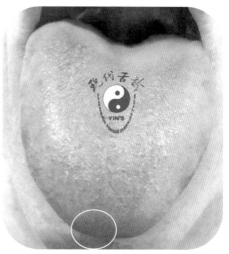

处方:薄荷 1.5g, 杏仁、川牛膝、枳壳、白术、石菖蒲、连翘、甘草各 1g, 熟地黄 2g。浓缩粉, 每次 5g, 日 2 次, 开水冲服。

图 3-2-1

患者 1 周后复诊, 右耳疼痛消失, 分泌物明显减少。上方续用 1 周。

第三节 鼻 和 咽

鼻和咽相连,很难完全区分,所以放在一节介绍。鼻和咽位于舌尖的中央,发炎时会出现该区域颜色变红,如果炎症日久,则会在该区域产生小的黑点,或者小的刺样隆起。鼻炎、鼻咽炎、花粉症等患者都会产生同样的象。

【病例一】

鼻咽炎。看图 3-3-1,该图是一例常见鼻咽炎的患者舌象,舌尖中央区的红点明显,常考虑鼻咽部的炎症,但有部分患者也会是精神高度紧张,抑郁焦虑,只是精神疾患的红色区域会较大一些,一般不会只是局限在一个极小的区域,像这种上焦区的红点、舌质红或起刺、舌面干或少津,是为银翘散的舌象,即前人所谓"银翘散主上焦痾"。根据红色区域的大小来决定是否用银翘散全方。当红色或红点局限在上焦区的上 1/3 内,可以用薄荷、莲子心,如果红点区域变大,延及上焦区 2/3,连翘、金银花也应一起用,如果红点区域继续扩大,占满全上焦区,就用银翘散全方;如是红色、红点扩至中焦区,可以再加清阳明热的药物。在具体应用时要根据其红点区域的大小来确定凉药的力度及剂量,这种舌尖红点及舌尖红的象不仅见于精神紧张焦虑、头面五官的炎症,也见于头面部的皮肤疾患(如头部的湿疹、银屑病、脱发)及风热外感。我们处方只需根据红点区域大小来进行变化,而不是根据具体的病来定,这也就是唯舌无证。舌尖部及部分上焦区与舌根部及部分下焦区同属六经中的太阳与少阴(见第十三章),外感类疾病常见舌尖部的红象,还要注意清热时顾护阳气,太阳底下是少阴,少阴中的阳气尽量不要去伤害,清热太过伤的就是少阴的阳气。该舌象同时也是一个马蹄舌。上焦区的红点如果不是鲜红,而是暗淡,需要用赤芍、丹参。如果是鲜红色的红点,而中下焦区并非淡白的舌质,且伴有白黄湿腻苔,配方中要加上猪苓,使湿热浊邪从尿中排除。

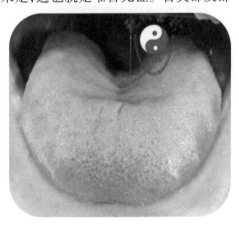

图 3-3-1

处方:薄荷、连翘、浙贝母、白术、炒杜仲、熟地黄、柴胡、赤芍、枳壳、川牛膝、甘草各 1g。浓缩粉,每次 5g,日 2 次,开水冲服。

【病例二】

鼻炎失嗅案。图 3-3-2,该图是一例
失去嗅觉的患者舌象,与其长期患有鼻
炎有密切关系。其舌尖部的小片红色区
域就是病患在舌上的反应区。

处方:薄荷、辛夷、竹茹、苍术、石菖
蒲、连翘各 1g,炒杜仲 2g。浓缩粉,每次
5g,日 2 次,开水冲服。

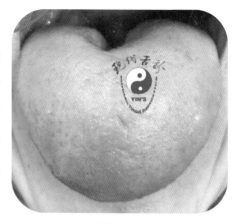

图 3-3-2

【病例三】

慢性鼻炎鼻塞案。图 3-3-3,该图是一位 16 岁女患者的舌象,患鼻炎近 10 年,
左侧鼻孔长期阻塞,致使舌左侧肺尖部对应区呈现缺失象。在用药时,要考虑升
提左侧气机及补益左侧上焦之气,用药主要考虑桂枝。这个患者下焦白腻苔明
显,也可见下焦炎症。

处方:薄荷、桂枝、白术、陈皮各 1g,葛根 2g,杏仁、冬瓜仁各 1g,茯苓 2g,枳
壳、白芷各 1g,土茯苓 3g。浓缩粉,每次 5g,日 2 次,开水冲服。

图 3-3-4 为患者治疗 1 周后的照片,可以看到左侧内凹的上焦区明显膨隆,
而患者鼻塞的感觉也明显减轻,其浓重的鼻音也减轻了许多。

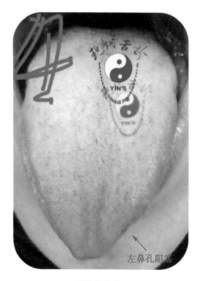

左鼻孔阻塞

图 3-3-3

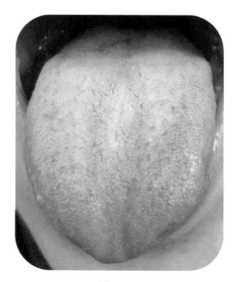

图 3-3-4

【病例四】

慢性鼻炎。图 3-3-5 是慢性鼻炎患者的舌象,这个舌象主要是为了提示见到舌尖中央的红点时,要思考局部的五官问题。

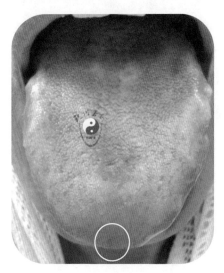

图 3-3-5

第四节 脑

大脑的舌上对应区域仍然在舌尖部,看图 3-4-1。这张气机升降的舌象图我在前面的舌中线一节肝气上冲时展示过。仔细看 CT 照片及舌照,上下两张图放大之后就很容易看到它们之间的关联。左眼后的一块大面积的高密度显影区域就是脑内肿瘤,已经用红笔圈出。与其对应,在舌象上出现左舌尖明显偏凸,就像有什么东西在后面往外顶,这是一个典型的肝气上冲的象。该患者特别急躁易怒,并伴有明显的消化系统症状。治疗时,升发左路的药要慎用。

处方:生龙牡各 3g,薄荷、制附子、当归、姜半夏、苍术、石菖蒲、肉桂、白术各 1g,郁金 1.5g,炙甘草 0.5g。浓缩粉,每次 5g,日 2 次,开水冲服。

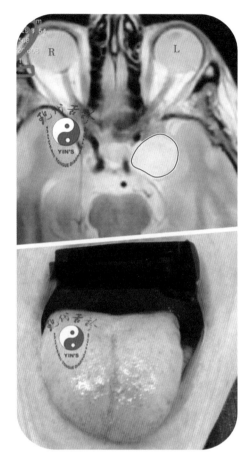

图 3-4-1

【病例一】

腔隙性脑梗死。图 3-4-2 是一个多次发生左侧腔隙性脑梗死后舌尖左侧出现瘀血斑的舌象图,图 3-4-3 红圈反映脑中瘀血所在,且该瘀血没有被吸收消散。该患者因心衰下肢水肿而远程诊治,经过十余剂中药治疗,患者已停止服用利尿剂,且下肢水肿基本消失。

该舌象显示心脾肾三脏阳虚,肝郁气滞,肺失宣降,中焦失其斡旋之职,下焦失于蒸化,左右气机升降失序,水液输布失常,故见下肢水肿,行步无力。

处方:柴胡 1g,丹参 1g,黄芪 3g,桃仁 1g,陈皮 1.5g,法半夏 1g,生薏苡仁 3g,茯苓皮 3g,白术 1g,桂枝 1g,生地 1g,葛根 1.5g,生牡蛎 3g,制大黄 0.5g,夜交藤 2g。该患者使用的是草药,按上方比例剂量乘 10。方中桂枝扶阳兼具通阳化气之功,黄芪益气利水,共为主药,柴胡疏肝兼升左侧气机,丹参、桃仁活血行瘀,白术益脾气兼具化湿之功,陈皮、半夏调畅中焦气机,同时有燥湿之能,葛根通行太阳经气机,生牡蛎镇潜浮阳,生地填精补髓,制大黄降右通畅大肠气机,夜交藤安神且通经络,诸药合用而恰合病机,故疗效迅速。

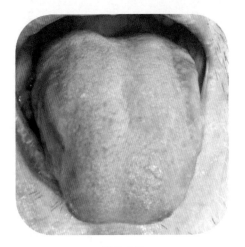

图 3-4-2

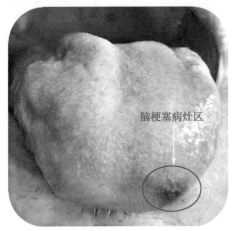

脑梗塞病灶区

图 3-4-3

【病例二】

脑瘤。图 3-4-4 是脑良性肿瘤的患者舌象。舌尖凹凸不平,舌尖整体又显示较平的象,是为血不上荣于脑。舌面上少许裂纹,是为局部脏器真气外散。

处方:制附子、当归、五味子、陈皮、川芎、炙甘草、桃仁、桑黄各 1g,半夏 2g,炒枣仁 3g。浓缩粉,每次 7g,日 2 次,连用 1 个月。

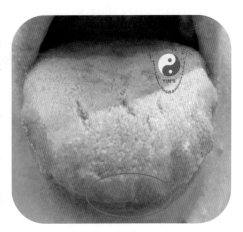

图 3-4-4

第五节　口　腔

口腔的位置和鼻咽重叠,口腔的疾患也可以在这个区域显形,只是这些器官太小并且高度重合,详细位置不易辨认,还要配合问诊加以区分。

【病例一】

牙根炎。图 3-5-1 舌象的患者是右下牙根炎,箭头所示的位置,该舌舌中线出现较大的裂纹,舌尖呈现箭头形的尖平舌,其病机为脾虚伴胃中湿热,上焦郁热,肺气失降。左右舌苔色差明显,即为少阳为病之象。

处方:柴胡、薄荷、连翘、黄芩、枳壳、川牛膝、制半夏、百合、干姜、生地黄、甘草各 1g,生薏苡仁 3g。浓缩粉,每次 5g,日 2 次,开水冲服。

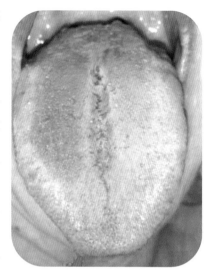

图 3-5-1

【病例二】

右下颌关节炎。图 3-5-2 舌象的患者患右下颌关节炎 2 年,整个右侧面部不适伴有疼痛。查舌见右侧舌尖部出现大量黑色瘀点,考虑为炎症日久,形成瘀血,其在舌象上的反映即为暗淡的瘀点。其病机为上焦浮热伴局部血瘀,中焦升降斡旋失职,下焦寒湿瘀滞。

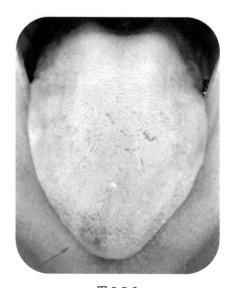

图 3-5-2

处方：薄荷、苍术各1g，炒三仙各1g，炒薏苡仁、炒白扁豆各2g，白豆蔻、厚朴、陈皮、半夏、党参、赤芍、炒杜仲、当归、肉桂各1g。按上方比例取浓缩粉140g，每次5g，日2次。

针灸方：泻内庭，补大都，泻束谷，补复溜，泻大陵，补中渚。

1周后复诊，疼痛明显减轻，再针1次，疼痛消失，取上方2周量以巩固疗效。

【病例三】

夜间磨牙。

患者女，6岁，主诉夜间磨牙，偶有胃肠不适，口气较重，大便不畅。舌象可见舌质红，舌上红点散在分布，少许黄腻苔，舌中凹陷(图3-5-3)。病机为脾虚胃强，湿浊郁而化热。

处方：甘草、黄芩、黄连、当归、苍术、白术、薄荷各1g，生薏苡仁2g。浓缩粉，4g每次，日2次。

1周后复诊，磨牙明显减轻，口臭消失，大便通畅。原方再用1周。

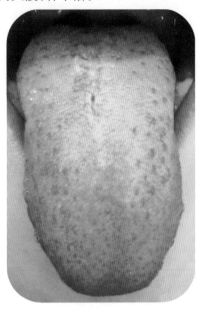

图 3-5-3

第六节　耳后乳突（三焦经显形舌象）

图3-6-1是一例左耳后乳突炎的舌象。患者因左耳后乳突部疼痛1周就诊，西医给予抗生素治疗1周，疼痛仍在，且出现左耳后乳突部位的肿胀，查舌见舌尖红舌根白，舌中隆起伴胃区小裂纹，苔薄白腻，舌边齿痕，舌上红圈所示即为病患反应区。证属于上热下寒，脾虚胃强，治宜清上温下，补脾泻胃。

处方：巴戟天、肉苁蓉、陈皮、半夏各1g，焦三仙各1g，薄荷、连翘各1.5g，白豆蔻、苍术、佩兰各1g。浓缩粉，每次6g，日2次。

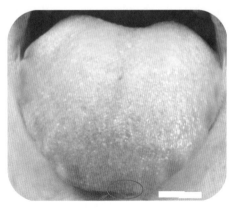

图 3-6-1

同时给予针刺:补左中渚,泻左大陵;左中冲泻血少许,泻右内庭,补左大都。留针 30 分钟,起针后左耳后疼痛消失,但肿胀仍在,嘱其服用上方。

1 周后患者复诊,肿消过半,无疼痛,上方再服 1 周,针方同上。1 周后电话告知肿消、无不适。

耳后乳突乃手少阳三焦经所过,三焦经虚寒,致使虚阳上浮产生乳突部位的疼痛肿胀。具体舌象的表现为舌的边缘呈现锯齿样变化,即传统舌诊所讲的齿痕舌。三焦经即在舌的两侧边缘。

第七节　头　痛

头痛是临床上很常见的病症。在舌象的反应主要出现在舌尖部,一般以舌尖部较尖或呈现箭头形或伴有色红或红点,也有部分患者舌尖是平的,所有这些象要考虑头痛的问题。

【病例一】

图 3-7-1,该图中呈现出一个箭头形的舌尖,舌尖部尤其尖,犹如一股气在往上冲击,这是一个肝胆郁热的象,郁热上冲头目,伴有下焦湿热郁阻,当然也有心火的存在。

处方:生龙牡各 3g,天麻 1g,薄荷 1g,柴胡 0.5g,黄精 1g,黄芩 1g,竹茹 1.5g,生地 1g,甘草 1g。浓缩粉,每次 5g,日 2 次,开水冲服。1 周量,药后痛消。

【病例二】

图 3-7-2,该图是头痛腰痛来诊的患者

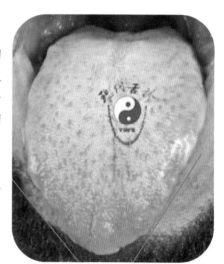

图 3-7-1

舌象。下边的舌是治疗前的,舌尖较钝,但整体舌尖部呈现箭头形的表现,是一个尖平舌。这种舌象不仅有头痛,也可以有睡眠的问题,或者头晕,只是该患的主诉是头痛,查其舌根部有凹陷,确证有腰痛的症状。图 3-7-2 中上边的舌象是治疗后,大家可以做个对比。

患者女,35 岁,2017 年 2 月 17 日头痛腰痛来诊。查体见下腰部弥漫性疼痛,无明确压痛点。舌苔薄黄,根部湿腻,上焦区内收不展,两侧肝胆区郁滞饱满。据舌断病机为肝郁气滞,脾肾阳虚。

处方如下:柴胡、丹参、郁金、枳壳、炒杜仲、陈皮、半夏、薄荷、桔梗、木香各 1g,炒薏苡仁 2g。浓缩粉,每次 4g,日服 2 次,开水冲服。

针刺:肾俞、肝俞、脾俞、委中,平补平泻,补阴谷;太溪、百会、公孙、内关、中脘,平补平泻,泻侠溪。

2017 年 2 月 26 日复诊,头痛及腰痛均消失,偶有头晕。舌象:上焦区变舒展,肝胆区的郁滞饱满明显变小,舌尖较红,腻苔消失。

改方如下:柴胡 1g,丹参 1g,枳壳 1g,白术 1g,党参 1g,炙甘草 1g,炒杜仲 2g,陈皮 1g,半夏 1g,薄荷 1g,炒薏苡仁 2g。浓缩粉,每次 4g,每日 2 次,开水冲服。药后头晕消失,遂停止治疗。

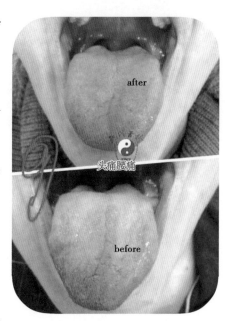

图 3-7-2

【病例三】

偏头痛。患者女,9 岁,2018 年 3 月 21 日初诊,患偏头痛 6 个月,舌尖红点密布,下焦白腻苔(图 3-7-3)。病机属上焦郁热,肝郁脾虚,下焦寒湿。

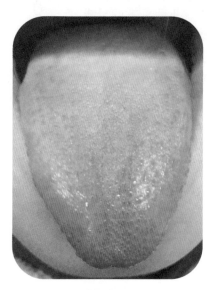

图 3-7-3

处方：薄荷、连翘、菊花、桑叶、郁金、川牛膝、熟地黄、肉桂、小茴香、炒薏苡仁、通草各1g，生龙牡各1g，制大黄0.5g。浓缩粉56g，每次4g，日2次，开水冲服。

2018年4月9日复诊，头痛消失，但出现鼻塞，上方加辛夷、苍术、柴胡各1g。取56g浓缩粉，服法同上，药后症消。

第八节　失　眠

据舌质形态，失眠常分为虚、实及虚实兼见等证型。一是舌的尖部完全消失，呈现大面积的平坦状，一般考虑因虚而致失眠；二是舌尖部呈现箭头形，尖部稍钝，即尖平舌，考虑为虚实兼见性失眠；三是纯实证，舌呈箭头形。

《景岳全书》曰："不寐证虽病有不一，然唯知邪正二字则尽之矣。盖寐本乎阴，神其主也，神安则寐，神不安则不寐。其所以不安者，一由邪气之扰，一由营气不足耳"。当然，还要根据舌尖的颜色、舌苔的有无及颜色，来确定具体的病因，如舌尖呈箭头形，舌质红，苔薄黄，考虑肝郁化火及心火上炎；同样的舌形，无苔或少苔，考虑阴虚火旺；如是黄腻苔，需考虑痰热内扰；舌质较淡，舌尖大面积平坦，要考虑心脾两虚及肝血不足；若舌体胖大而舌尖较平，要考虑心肾阳虚所致之失眠。

【病例一】

失眠案。图3-8-1，该图中舌尖呈箭头形，尖平舌。患者的主诉是失眠，另外有大便秘结及前列腺病变。看一下我标示的绿线，舌尖而平坦，就是虚实夹杂的失眠象，舌象成箭头形，也是肝气上冲、肝血不足的象，治疗时在疏肝的同时要养血。另外，黄圈所示为上焦气虚，以肺气虚为主，可以出现金不生水而致性功能降低、女性月经不调等症，同时要注意患者可有急躁易怒的情绪变化。由于肝血不足、心火上炎，可以出现脱发或者斑秃。治疗时，柔肝凉血和滋肾养肝清心的药物可见机选用。

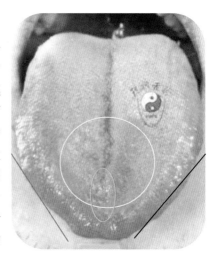

图3-8-1

【病例二】

失眠案。图3-8-2的患者舌尖完全是平的，这种舌象临床上比比皆是。这种舌尖平，就是应用酸枣仁汤的指征。如果舌尖平，舌质淡胖，可以使用归脾汤

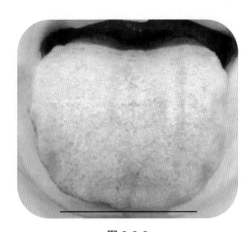

图 3-8-2

来加减。本舌象病患为心脾两虚。

浓缩颗粒处方:炒酸枣仁 3g,珍珠母 3g,陈皮 1g,制半夏 1g,百合 1g,桃仁 1g,党参 1g,茯神 2g,远志 1g,炙甘草 1g。每次 5g,日 2 次,开水冲服。

【病例三】

失眠伴胸背痛。图 3-8-3 的患者以胸背痛来诊,观舌而知其患有严重失眠。该患舌象肥大,有肾阳不足的因素。

处方:用金匮肾气丸加味:制附子 1g,肉桂 1g,熟地黄 2g,山药 1g,山茱萸 1g,牡丹皮 1g,茯苓 1g,泽泻 1g,炒枣仁 3g,生麦芽 1g。浓缩粉,每次 5g,日 2 次,开水冲服。

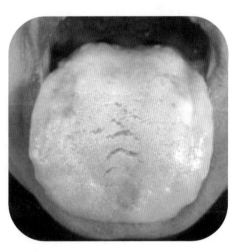

图 3-8-3

失眠的患者大部分伴有肝血不足的问题,酸枣仁常常被用来治疗这种平坦的舌尖,就是依据这个。当然这种平尖,也可以加珍珠母。对于箭头形的舌象失眠者,重镇安神之品是必用的,如生龙牡。对于脾肾阳虚的患者,则要加温补脾肾之品,如制附子、干姜、小茴香、肉桂等。

【病例四】

失眠伴习惯性流产。患者女,37 岁。最近 2 次怀孕均于 7 周

视频 4　失眠舌象

后流产,已育有一女,已经 5 岁,希望再生一胎。查舌见其舌尖平(图 3-8-4),遂问其睡眠情况,患者证实睡眠极差,每晚早醒,醒后不易入睡。舌质较淡,证属心脾两虚。以归脾丸来健脾养心,加大酸枣仁的用量养血以助其睡眠。

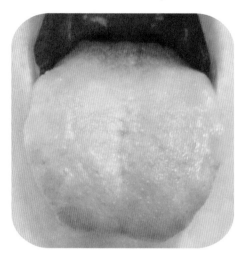

图 3-8-4

处方:炒枣仁 3g,白术 1g,党参 1g,黄芪 3g,炙甘草 1g,茯神 1g,远志 1g,川芎 1g,枳壳 1g,川牛膝 1g。以上方比例取浓缩粉 84g,早晚各服 6g。1 周后复诊,睡眠明显好转。

【病例五】

半夏厚朴汤合酸枣仁汤的舌象(图 3-8-5),该舌象舌尖平,舌上有半夏线(见第八章第一节:湿疹),同时有白腻苔,其淡黄色为食物所染,以半夏厚朴汤来健脾行气除湿消除半夏线,以酸枣仁汤养血安神。

以下方剂均可用于不寐的治疗,归脾丸、酸枣仁汤、龙胆泻肝汤、温胆汤、小青龙汤、黄连阿胶汤、朱砂安神丸、金匮肾气丸,其对应舌象如下:

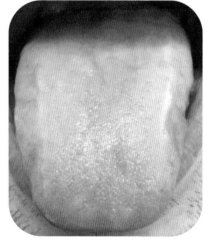

图 3-8-5

归脾汤	功效:益气补血,健脾养心 用于心脾两虚,气血不足 舌尖平,舌淡胖,苔薄白,舌中或舌前部凹陷
酸枣仁汤	功效:养血安神,清热除烦 用于虚劳虚烦不得眠,心悸盗汗,头目眩晕,咽干口燥,脉细弦 舌偏红或淡红,舌尖平,苔薄白或少苔,中焦区略凹或者平
龙胆泻肝汤	功效:泻肝胆实火,清下焦湿热 用于肝胆实火上炎,肝经湿热下注 舌红,或有左舌大,舌边缘隆起,苔黄或黄腻
温胆汤	功效:清热化痰,理气和胃 用于胆胃不和,痰热内扰。症见虚烦不眠,眩晕心悸易惊,痰多呕吐呃逆,癫痫 舌淡或淡胖,或有齿痕,苔白腻湿或薄黄腻,舌中线两侧隆起
小青龙汤	功效:解表散寒,温肺化饮(温肺化饮,平喘止咳) 用于外感风寒,痰饮内停 舌淡,苔薄白或滑腻
黄连阿胶汤	功效:滋阴降火,除烦安神 用于少阴病阴虚火旺 舌绛如火,或呈箭头形但尖平,苔少或薄黄腻
朱砂安神丸	功效:镇心泻火安神 用于心火偏亢,阴血不足 舌尖红或呈箭头状,或舌红,苔薄黄,两侧舌边内凹
金匮肾气丸	功效:温补肾阳,化气行水 用于肾虚水肿,腰膝酸软,小便不利,畏寒肢冷 舌尖或见红,或上半舌淡红而下半舌淡白,或全舌舌质淡胖,舌下焦或见凹陷,苔薄白

第九节　脱　发

脱发的病例常见于舌尖较平的舌象,也可见于箭头形舌象,也可见于方形舌象的患者。方形舌象的患者除了脱发外,还有头昏沉、耳鸣健忘、眠差或者头重、性功能低下等症。由于精血亏,这类患者易于老年痴呆。

【病例一】

脱发。图3-9-1舌象的患者以脱发为主诉来诊,除了有上面描述的症状外,该患尚有腹胀、大便不实等中焦症状,及腰痛的下焦症状。治疗除养肝血外,要考虑中焦的问题,这个舌象主要是考虑健脾和胃、行气除湿。可以少佐补益肝肾之品,但量一定要少。脱发常见虚实两端,虚者肝血虚、脾气虚,实者主要是肝胆湿热、心火上炎,也有虚实夹杂,如本例所示,就是一个虚实夹杂的脱发舌象。

处方:柴胡 1g,薄荷 1g,苍术 1g,竹茹 1g,黄精 2g,厚朴 1g,陈皮 1g,半夏 1g,制大黄 1g,生薏苡仁 3g,制何首乌 1g,羌活 1g,黄芩 1g。浓缩粉,每次 5g,日 2 次,开水冲服。

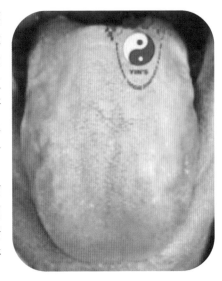

图 3-9-1

【病例二】

脱发伴眠差。图 3-9-2,该舌象患者以脱发伴睡眠差来诊。其舌质淡,肝区瘦小,舌尖平,苔白腻。这种舌尖的平薄,一般可以判断为脱发。失眠的患者是不是容易脱发?毫无疑问,失眠的患者是很容易出现脱发的。该患脾肾阳虚,湿浊内盛,心肝血虚。

处方:陈皮、法半夏、党参、当归、黄精、羌活、薄荷、制何首乌、川芎、炒白芍、桂枝各 1g,炒杜仲 3g。浓缩粉,每次 5g,日 2 次,开水冲服。

【病例三】

脱发伴焦虑。患儿 7 岁,脱发 2 个月

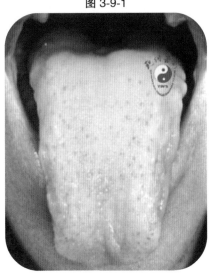

图 3-9-2

来诊(图 3-9-4)。查舌见箭头形舌象,伴舌上焦区红(图 3-9-3),明显的焦虑舌象,肝气郁结化火,肝血亏虚。思考患儿如此年龄何以如此焦虑呢?陪患儿看病的是她的妈妈,这个单亲妈妈说话语速极快,极度焦虑,想来患儿的焦虑是来自其母,母病及子。治以疏肝解郁,养血凉血。

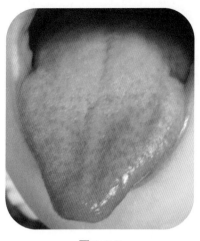

图 3-9-3

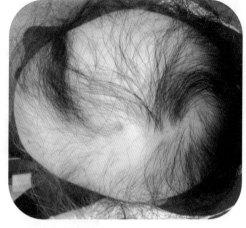

图 3-9-4

第十节　中　风

通过舌象可以发现已经发生或者即将发生的中风病象。多见舌中线及整个舌体出现了偏斜，要考虑中风已发或者将发。另外颅内的肿瘤也可以出现舌体偏歪的象，临证时要仔细检查。

【病例一】

中风偏瘫。图 3-10-1 是一个典型的中风后遗症患者的舌象，舌中线明显右

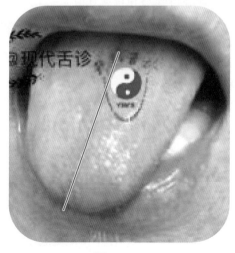

图 3-10-1

偏,显示右侧肢体偏废。只要这种偏斜的舌象出现,就可以考虑中风已发或将发。该患者中风已经 1 年。

【病例二】

脑梗死患者 2 个月后的舌象(图 3-10-2),舌体仍然向左侧偏歪。

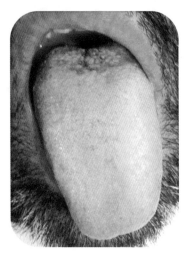

图 3-10-2

第十一节　口　　臭

口臭舌象常见两端,即肺胃蕴热和肾气外泄。

【病例一】

图 3-11-1 是一个 6 岁小女孩的舌象,主诉口臭,常发扁桃体炎,大便干。这是一个典型的肺胃大肠蕴热的舌象,治用清肺胃、泻大肠。

处方:肉桂 0.5g,制大黄、炒槟榔、连翘、麦门冬、栀子、冬瓜仁、白术、淡竹叶、淡豆豉、甘草各 1g。浓缩粉,每次 4g,日 2 次,开水冲服。1 周后复诊,口臭消失,大便通畅。

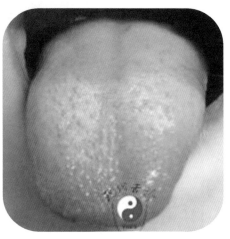

图 3-11-1

【病例二】

肾虚口臭。治疗前舌象如图 3-11-2,该患主诉腰痛,查舌后询问患者是否有口臭、便秘、眠差,患者证实确有这些病症。舌象及症状均提示这是肾虚为患。

遂处下方:酸枣仁 3g,夜交藤 3g,柴胡、独活、杜仲、续断、生姜、陈皮、半夏、黄连、苍术、白术、草果、炙甘草、厚朴各 1g,熟大黄 2g。浓缩粉,每次 6g,日 2 次,开水冲服,服 1 周。

1 周后复诊,腰痛几乎消失,大便畅通,口臭消失,睡眠极好,原方减量,再用 1 周以巩固疗效。图 3-11-3 是治疗 1 周后的舌象,通过这个舌象可以看出患者舌质变得红活,腻苔消除,舌尖稍变圆。

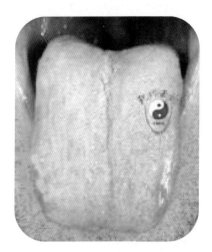

图 3-11-2

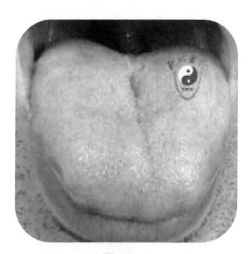

图 3-11-3

附一:肾味外泄论口臭

【附】学员讨论:肾味外泄论口臭

杨:理解肾气泄露引起的口臭是不是与“肾为胃之关”有一定的关系?不仅引起水液代谢的问题,也可以胃火下移灼伤肾液(土克水?),导致肾气亏虚而肾胃同病?所以要泻胃热补肾气?

冯:@ 杨师兄,我理解的先天肾阳虚不能温煦后天之脾阳,脾虚运化无权,不能运化水谷,饮食停于中焦日久化热,故口臭,此处乃脾肾两虚之证,杜仲酒温肾助阳,使肾阳温,脾阳健,故可以治疗此证。

毛:@ 杨师兄,我觉得这应该是反映了五脏与五嗅的关系。五嗅和五脏相配应,即臊、焦、香、腥、腐和肝、心、脾、肺、肾相配应,如《素问·金匮真言论》曰:"藏精于肝……其臭臊……藏精于心……其臭焦……藏精于脾……其臭香……藏精于肺……其臭腥……藏精于肾……其臭腐",即言五脏有病可通过五嗅反映出来。脏气亏竭,真脏之气外露,即可显示所主之嗅。

殷鸿春:@ 毛 @ 冯两位学员回答引经据典各有侧重,正合我举的口臭的两个例子。关于肾之味外泄而口臭,我给大家讲个小病例。二十多年前我还在青岛时,有一位邻居关系很好,住同一单元同一楼层,儿子小时候常去这邻居家玩。后来邻居家男主人得了糖尿病,偶尔也吃点西药,之后渐渐感觉他口臭特别严重,以至于从他家门口走过都能闻到。邻居也做过很多治疗,都没有什么效果,在我要来英国前,他的口臭突然消失了,问他吃什么药了,他说喝了杜仲酒后,口臭就没有了。

附二:头面部五官分布图 IP6033090

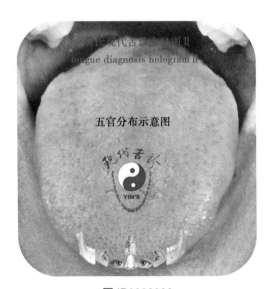

图 IP6033090

第四章

头颈部腺体分布及其常见病象

视频 5　甲状腺讲解

　　头颈部腺体舌象分布区的发现填补了现代舌诊全息定位的空白。头颈部腺体主要包括甲状腺、腮腺、扁桃体及脑垂体。它们位于舌上焦区的两侧边缘,依次向舌尖排列为甲状腺、腮腺、扁桃体及脑垂体,见下图 4-1。我们临床上比较常见的内分泌疾病有甲状腺疾病及糖尿病,本章主要讨论甲状腺疾病的舌象及其治疗。

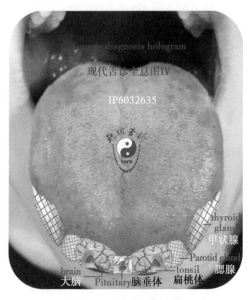

图 4-1　图 IP6032635

第一节 甲 状 腺

甲状腺舌象对应区位于舌上焦区的两侧边缘,近上中焦分界处,左右各一,与上肢的分布区重合。一般来说,该区域出现隆起、凹陷、颜色改变,均要考虑甲状腺的病变,若舌质较淡或淡暗有瘀点,可考虑甲状腺功能减退,若舌质较红或者出现箭头形,要考虑甲状腺功能亢进,若是该区域见红点或红片,要考虑急性甲状腺功能亢进或急性甲状腺炎。

【病例一】

右侧甲状腺结节。图 4-1-1,该舌象放大后可见舌右侧上焦区外侧缘有一大片暗红色区域(红圈所示),其上有两个凸起(白圈所示),这就是右侧甲状腺结节在舌象上的对应区。因为甲状腺疾病发于肝胆带,与肝郁的关系密切,长久气滞而形成血瘀,因而在舌甲状腺区域出现暗红色瘀点瘀斑的象,女性特别常见。

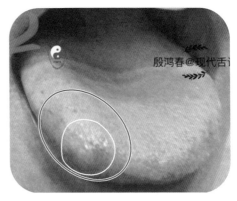

图 4-1-1

处方:柴胡 1g,青皮 1g,郁金 1.5g,陈皮 1g,制半夏 1g,生牡蛎 3g,桂枝 1g,赤芍 1g,杏仁 1.5g,熟地黄 1.5g,白术 1.5g,桃仁 1.5g,车前子 1g,黄芪 1.5g,炙甘草 1g。浓缩粉,每次 5g,日 2 次,水煎服。连用 2 周。

【病例二】

甲亢。图 4-1-2,该舌甲状腺区域变红及齿痕,舌尖较平,舌面有红点,治疗以疏肝解郁、养血凉血为主。

【病例三】

甲状腺结节切除。图 4-1-3,该患以腰痛为主诉,伴有尿频,舌质较淡,舌根凹陷伴有小的裂纹,甲状腺区隆起。询问其甲状腺问题,患者解释 5 年前已经将甲状腺结节切

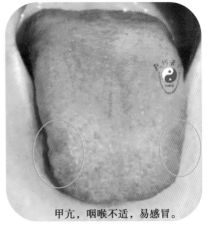

甲亢,咽喉不适,易感冒。

图 4-1-2

除。该患病机为肝郁脾虚,脾肾阳虚。

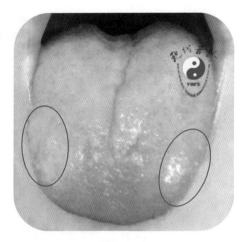

图 4-1-3

处方:熟地黄 2g,肉桂 1g,柴胡 1g,香附 1g,炒杜仲 3g,续断 1g,陈皮 1g,制半夏 1g,砂仁 0.5g,薄荷 1g,怀牛膝 1.5g。浓缩粉,每次 5g,日 2 次,开水冲服。2 周量。2 周后复诊,患者腰痛及尿频症状均明显改善,上方连用 1 个月。

【病例四】

甲状腺功能减退。甲状腺功能减退时,在舌甲状腺对应区域出现异常的隆起或者凹陷,有些患者的甲状腺区域可出现齿痕状变化。图 4-1-4 舌象患者于 2017 年 5 月 4 日初诊,患者主诉乏力,难以坚持正常工作。有甲状腺功能减退病史较长时间,服用甲状腺素。睡眠质量较差,易醒,情绪不稳,偶有腹胀,大便不干但不畅。证属肝郁脾虚湿滞。

处方:柴胡、香附、白芍、桂枝、郁金、陈皮、姜半夏、干姜、炒山药、甘草、党参各 1g,竹茹 1.5g。浓缩粉,每次 5g,日 2 次,开水冲服。

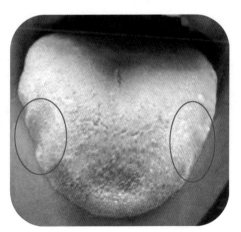

图 4-1-4

2017 年 6 月 10 日复诊,患者乏力好转,可以应付工作,要求继续服药。舌苔较腻,上方加皂角 0.3g,炒槟榔 1g,服用 1 个月。

【病例五】

甲状腺癌全切。患者女,69 岁,既往有双侧甲状腺癌全切除史及右侧腕管综合征手术治疗史。现症见右侧颈肩痛,眠差,有类风湿关节炎,并有糖尿病及右耳失聪。查舌见双侧甲状腺区凹陷(图4-1-5,绿圈),舌尖平,舌根凹陷,舌上散在红点,覆盖薄白苔。证属肝郁日久耗气伤血,肾气亏虚,脾失健运,心神失养。

处方:炒白芍 2g,当归 1g,炒酸枣仁 3g,薄荷 1g,桔梗 1g,熟地黄 2g,黄精1.5g,炒杏仁 1g,桃仁 1g,甘草 1g,苍术1g。浓缩粉,每次 5g,日 2 次,开水冲服。

1 周后复诊,睡眠及颈肩痛均好转。

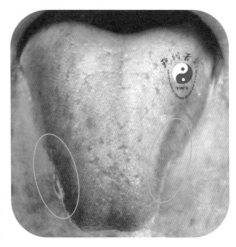

图 4-1-5

【病例六】

多个甲状腺结节。图 4-1-6 舌象患者主诉偏头痛,见其舌甲状腺区域有结节象,遂问是否有甲状腺的病变,患者出示其检测报告,报告提示两侧甲状腺共有 8 个结节,同时伴有便秘。该患病机为肝郁脾虚,上热下寒,伴下焦瘀滞。

处方:柴胡 1g,香附 1g,牡丹皮 1g,赤芍 1.5g,薄荷 1g,白术 1g,陈皮 1g,制半夏1g,生姜 1g,桃仁 1g,肉桂 1g,白芍 1.5g,制大黄 1g,冬瓜子 1g,生龙牡各 3g。浓缩粉,每次 5g,日 2 次,开水冲服。

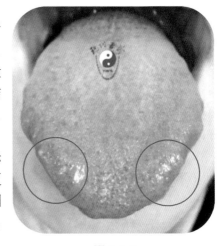

图 4-1-6

【病例七】

甲状腺功能减退伴头痛。图 4-1-7 舌象患者二十多年前查出甲状腺功能减退(一直服用甲状腺素),其甲状腺病患在舌象的对应区如图中黑圈所示。主诉乏力,腰痛,头痛,偶有心悸。病机为肝郁脾虚,脾肾阳虚。

处方:香附 1g,柴胡 0.5g,桂枝 1g,当归 1g,生姜 1g,黄芪 3g,制附子 1g,炙甘草 1g,白芷 1g,炒杜仲 1g,党参 1g。浓缩粉,每次 5g,日 2 次,开水冲服。

服药 1 周后乏力症明显减轻,上方再用 4 周。

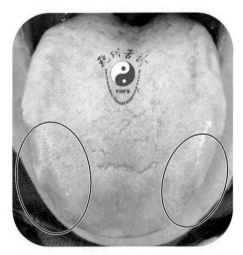

图 4-1-7

【病例八】

甲状腺功能减退伴银屑病。患者女,20 岁,以乏力和银屑病就诊,查舌见甲状腺区域病变(图 4-1-8),遂嘱其检查甲状腺功能。3 天后送回血检报告,证实甲状腺功能减退(图 4-1-9)。上个病案中图 4-1-7 是其母亲的舌象,我们可以对比观察。该患者舌质淡白,明显的半夏线,伴下焦区凹陷,病机属脾肾阳虚,湿浊不化。

处方:柴胡 0.5g,炙甘草 1g,白鲜皮 1.5g,夜交藤 3g,鸡血藤 3g,黄芪 3g,半夏 1.5g,陈皮 1.5g,白术 1g,制附子 1g,炒杜仲 1g,杏仁 1g,当归 1g,熟地黄 2g,党参 1g,茯苓 1g。浓缩粉,每次 6g,日 2 次,开水冲服。

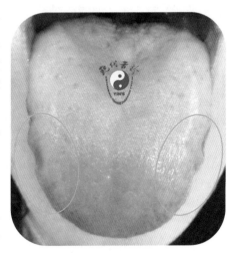

图 4-1-8

患者持续服用本方月余,乏力基本消失,但银屑病没有完全消失,还在治疗中。

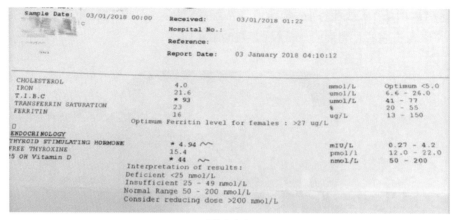

图 4-1-9

【病例九】

甲状腺瘤。图 4-1-10 舌象患者患甲状腺瘤多年，其医生建议手术治疗，患者一直未做决定。现患者无所苦。舌尖左侧甲状腺对应区出现明显隆起（红色箭头所示），对应患者的病变区。证属：肝郁气滞，痰湿与瘀血郁于肝胆。

处方：柴胡 1g，海藻 1g，昆布 1g，桃仁 1g，川牛膝 1g，枳壳 1g，黄芪 3g，陈皮 1g，党参 1g，厚朴 1g，桑寄生 1g，生牡蛎 3g，熟地黄 2g，炙甘草 1g（本草十八反，言藻戟遂芫俱战草，本方用海藻、昆布配炙甘草，未见毒副反应）。浓缩粉，每次 7g，日 2 次。开水冲服。

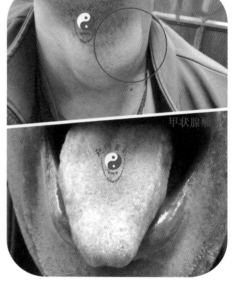

图 4-1-10

【病例十】

急性甲状腺炎伴抑郁症。患者于 2017 年 2 月 13 日因左颈前部疼痛难眠就诊，西医给予止痛片，而痛不减，另伴有严重的抑郁症，有明显的恐惧感，已经 2 年不能外出工作，基本的家务也难以应付，晨起情绪低落，面生粉刺，月经不调。舌甲状腺区域显形，左侧出现一明显的红点，黑色箭头所示，此红点即为发炎的左甲状腺在舌上的反应区（图 4-1-11）。

证属肝郁气滞,肺气失降,脾肾阳虚。

处方:杏仁 1g,枳壳 1g,桔梗 1g,桂枝 1g,党参 2g,炒白芍 1g,柴胡 1g,当归 1g,熟地黄 1g,郁金 1g,炒枣仁 2g,炒杜仲 2g,续断 1g,炒薏苡仁 2g,赤小豆 1g,火麻仁 1g,枇杷叶 1g,法半夏 1g。浓缩粉,每次 5g,日 2 次,2 周量。开水冲服。

2017 年 2 月 27 日复诊。患者自述上次回家后服药 1 次,当夜就可安眠。左颈前疼痛消失,晨起情绪低落及恐惧感均明显减轻,现在已经可以带孩子外出及料理家务。图 4-1-12 是患者复诊时的舌象,左侧甲状腺反射区的红斑已经消失。

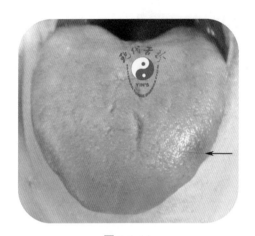
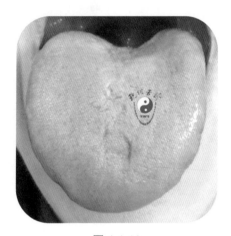

图 4-1-11　　　　　　　　　　　　　　　图 4-1-12

由复诊的舌象可以看出,患者的甲状腺炎症已经消失。唯舌下焦区仍凹陷及白苔,属下焦有寒湿。

上方略作调整。处方:柴胡 1g,香附 1g,桂枝 1g,炒白芍 2g,厚朴 1g,党参 2g,白术 1g,郁金 1g,炒枣仁 2g,炒杜仲 2g,炒薏苡仁 2g,川断 1g,生姜 1g,火麻仁 1g,炙枇杷叶 1g,法半夏 1g,陈皮 1g。浓缩粉,每次 5g,日 2 次,开水冲服,2 周量。

2 周后患者已经恢复工作,自此逢人便讲中国医药如何拯救了她,该患者还在脸书上介绍其看中国医生的经验。

【病例十一】

甲状腺囊肿伴抑郁。患者因情绪不畅、悲伤欲哭伴抑郁就诊。望诊可见其颈前左侧明显隆起。其舌甲状腺区域出现结节状凸起,舌质淡红,苔薄白略灰腻(图 4-1-13)。病机为肝郁脾虚,中焦瘀滞。

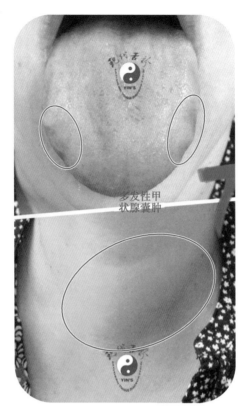

图 4-1-13

处方：柴胡 1g，香附 1g，陈皮 1g，半夏 1g，炒杜仲 1g，炒薏苡仁 2g，白术 1g，桃仁 1g，干姜 1g，炙甘草 1g。浓缩粉，每次 5g，日 2 次，开水冲服，2 周量。

【病例十二】

甲状腺功能亢进。图 4-1-14 舌象可以见到甲状腺区域的结节状隆起，患者伴短气及夜尿频，下腰痛和汗多。属于心肺气虚，肝郁脾虚，肾阳亏虚，病涉五脏。宜疏肝解郁，健脾益气，温肾。

处方：柴胡 1g，香附 1g，郁金 1g，党参 2g，陈皮 1g，半夏 1g，白芍 2g，川牛膝 2g，

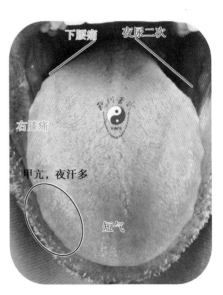

图 4-1-14

续断 1.5g,生薏苡仁 3g,益智仁 1.5g,炙甘草 1g。浓缩粉剂,每次 5g,日 2 次,开水冲服。2 周量。

2 周后回诊,患者的短气、夜尿频、腰痛等症均明显好转。

【病例十三】

甲状腺结节伴焦虑。患者于 2017 年 12 月 29 日初诊,轻咳,咽不适。查舌见舌尖红,甲状腺区异常,舌中凹陷呈马蹄状(图 4-1-15)。建议查甲状腺。

处方:柴胡 1g,海藻 1g,昆布 1g,白术 2g,黄芪 2g,薄荷 1g,连翘 1g,熟地黄 2g,枳壳 1g,陈皮 1g,丹参 1g。浓缩粉,每次 5g,日 2 次,开水冲服。2 周量。

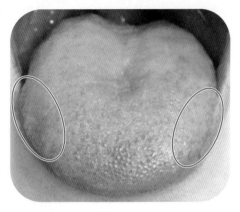

图 4-1-15

2018 年 1 月 22 日复诊,焦虑和咽不适均大减,去医院检查甲状腺,B 超示左侧甲状腺多个结节,须做病理切片,正等待医院通知。上方续服 1 周。

【病例十四】

甲状腺功能减退伴浅表性胃炎。患者因为胃痛伴乏力通过远程诊治。查舌(图 4-1-16)怀疑甲状腺功能减退,建议查血检测甲状腺功能。2017 年 3 月 21 日血检报告显示促甲状腺素 4.98μIU/ml,高于 4.91μIU/ml 的上限(图 4-1-17),当地

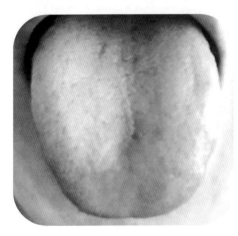

图 4-1-16

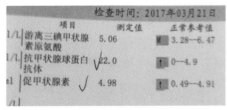

图 4-1-17

医院诊为甲状腺功能减退、血小板减少、慢性浅表性胃炎。遂用下方加减治疗近半年,2017 年 12 月 21 日复检,促甲状腺素已恢复正常(图 4-1-18),其原有的血小板减少也恢复正常。

			结果	单位	参考区间	2017-12-21
2	促甲状腺素	TSH	2.39	μIU/ml	0.49~4.91	
3	游离三碘甲状腺素原氨酸	FT3	5.13	pmol/L	3.28~6.47	
4	游离甲状腺素	FT4	10.82	pmol/L	7.64~16.03	
	甲状腺球蛋白抗体	Tg-Ab	4.5	IU/ml	0~4.9	

图 4-1-18

　　处方:柴胡 10g,香附 10g,薄荷 10g,炒杏仁 15g,陈皮 10g,法半夏 10g,酒大黄 5g,白花蛇舌草 10g,白术 20g,生薏苡仁 30g,黄连 5g,干姜 10g,桃仁 10g,炒枣仁 30g,枳壳 10g,川牛膝 10g,生甘草 10g,竹茹 10g,菊花 10g。水煎服,日 1 剂,分早晚 2 次,各 150ml。

　　值得提醒大家的是,有些甲状腺疾患的患者,血生化检查不一定出现异常,比如甲状腺结节,许多患者都没有什么不适,其激素水平也正常,但是如果做影像学检查,则会发现异常,舌象也常常会帮助我们发现患者的甲状腺疾患。舌甲状腺对应区的变化,不仅反映患者当下的甲状腺疾病,也会反映其曾经患过的疾患。

【病例十五】

　　甲状腺功能减退伴偏头痛。患者女,28 岁,于 2018 年 7 月 21 日初诊,主诉为偏头痛,查舌示甲状腺区淡暗有瘀点及齿痕,黑色箭头所示(图 4-1-19),患者证实为甲状腺功能减退,并服用甲状腺素;同时尚有腰痛、胃病及白带过多。病机为肝郁气滞,脾肾阳虚,胃强脾弱。

　　处方:干姜 1g,茯苓 2g,白术 1g,炙甘草 1g,赤芍 1g,薄荷 1g,柴胡 1g,炒杜仲 3g,香附 1g,陈皮 1g,半夏 1g,小茴香 1g,川牛膝 1g,白芷 1g。浓缩粉,每次 5g,日 2 次,开水冲服。1 周量。

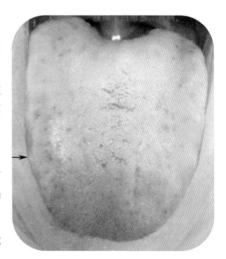

图 4-1-19

【病例十六】

　　甲状腺功能减退伴膝关节痛。患者因双膝关节疼痛就诊,查舌见甲状腺区域凹陷有齿痕(图 4-1-20),遂询问其甲状腺病史,患者证实患有甲状腺功能减退并正在服用甲状腺激素。舌面伴有明显的暗淡瘀斑,舌质较淡,舌上覆有一层薄白黄腻苔。证属肝郁气滞血瘀,脾肾阳虚。

处方:柴胡 0.5g,当归 1g,香附 1g,竹茹 1g,陈皮 1g,半夏 1g,白术 1g,桃仁 1g,生薏苡仁 3g,川牛膝 1g,制川乌 1g,炙甘草 1g(本草十八反,言半蒌贝蔹及攻乌,本方半夏与川乌同用,未见毒副反应)。浓缩粉,每次 6g,日 2 次,开水冲服。针刺:膝五针,中脘,关元,膈俞,脾俞,肾俞。每周 1 次。

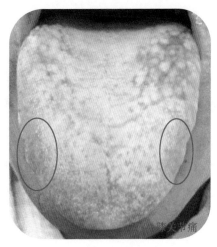

图 4-1-20

【病例十七】

甲状腺癌切除伴失眠。患者以右肩痛及失眠就诊,查舌见甲状腺对应区异常,呈暗红色凹凸变化(图 4-1-21,红色箭头所示),患者证实于 2008 年因甲状腺癌切除甲状腺(图 4-1-22,可见到手术瘢痕)。全舌为马蹄舌形,中焦凹陷,舌根部凹陷明显,少许半夏线,患者还有腹痛及腰痛的症状。病机为脾肾阳虚,肝郁气滞,上焦郁滞。治以疏肝解郁,补益脾肾,疏解上焦。患者只接受针灸治疗。

选穴:右肩阿是穴浮刺。毫针刺印堂、中脘、关元、行间、大都、太溪,背部取胸 3、4、5 夹脊,及腰 2、3、4、5 夹脊。治疗 1 次睡眠即明显改善。

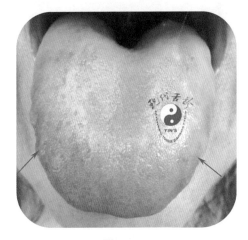

图 4-1-21

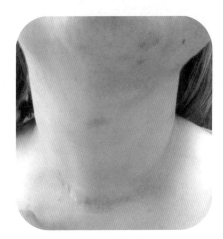

图 4-1-22

第二节 扁 桃 体

扁桃体在舌象上的对应区位于舌上焦区两侧边缘,紧邻甲状腺,靠近舌尖一侧。

【病例一】

扁桃体炎反复发作。患者以扁桃体反复发炎为主诉就诊,咽部疼痛以右侧为重,见图 4-2-1 绿圈所示,图中黄圈提示已经伤阴。舌上焦区红色,伴有舌扁桃体对应区深红色及红点凸起,舌中凹陷,两侧边缘隆起。证属上焦风热,肝郁脾虚。

处方:柴胡 1g,夏枯草 1g,香附 1g,赤芍 3g,薄荷 1g,牛蒡子 1g,桔梗 1g,金银花 1g,牡丹皮 1g,陈皮 1g,半夏 1g,桑寄生 1g,生麦芽 2g,党参 1g,炙甘草 1g,生地黄 1g,白术 1g。浓缩粉剂,每次 5g,日 2 次,开水冲服。

1 周后复诊,症状消失。治疗后的舌象如图 4-2-2,舌扁桃体对应区的红点消失。上方加大党参、白术的量为 3g,再用 1 周。

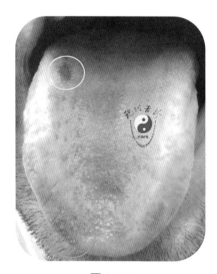

图 4-2-1

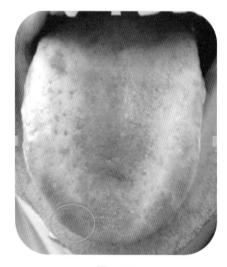

图 4-2-2

【病例二】

急性扁桃体炎治疗前后舌象变化。

2016 年 11 月 30 日初诊,女,28 岁。发热 5 天,胃痛,咽喉痛,西医诊为扁桃体炎。患者同时有头痛,大便日 1~4 次。查舌见右侧扁桃体区域明显色红且无苔（图 4-2-3，如黑圈所示），舌中有大裂纹伴黄腻苔，上焦风热，伴中焦脾虚，胃中燥热，急则治其标。

处方：柴胡、白芍、桂枝、连翘、金银花、牛蒡子、生地、生麦芽、桃仁、竹茹、薄荷、炙甘草、杏仁各 1g。浓缩粉 100g，每次 6g，日 2 次，开水冲服。

2016 年 12 月 10 日复诊，发热及咽喉疼痛均消失。下腹胀，上腹不适，复诊舌象如图 4-2-4，上方去金银花、连翘、牛蒡子、生地，加白术 2g、党参 1g。浓缩粉 100g，每次 6g，日 2 次，开水冲服。药后腹部不适消失。

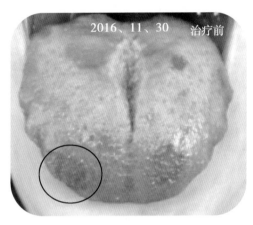

2016、11、30　治疗前

图 4-2-3

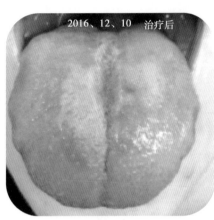

2016、12、10　治疗后

图 4-2-4

第三节　腮　　腺

腮腺舌象上的对应区位于上焦区两侧边缘，紧邻扁桃体，但更靠近舌尖部。

图 4-3-1 是一位左腮腺癌患者的舌象，手术 1 年后癌肿复发，可以见到其左侧颈部淋巴结已经肿大，癌肿转移。其舌象上的变化，可以见到近舌尖边缘的凸起，靠近舌尖的凸起为腮腺（红圈所示），远离一点的是肿大淋巴结（绿圈所示），这区域仍然是肝胆带，病属少阳。病机为肝郁气滞血瘀，且有肝郁化火，伴脾肾阳虚。

处方：柴胡 1g，郁金 1.5g，当归 1g，桑叶 1g，黄精 1g，巴戟天 1g，肉苁蓉 1g，

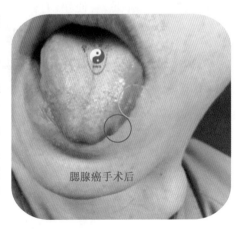

腮腺癌手术后

图 4-3-1

白花蛇舌草 3g,白术 1g,陈皮 1g,海藻 1g,昆布 1g,甘草 1g(本草十八反,言藻戟遂芫俱战草,本方用海藻、昆布配炙甘草,未见毒副反应)。浓缩粉剂,每次 5g,每日 2 次,开水冲服。

患者服用上方已经 3 年,癌肿未消,但未对日常生活造成明显影响。该患者还在治疗中。

第四节 脑 垂 体

脑垂体在舌象上的对应区位于舌尖顶端。

【病例一】

脑垂体微腺瘤。位于舌中线顶端的凸起象,如红色圆圈所示(图 4-4-1),就是脑垂体微腺瘤的舌象对应。该患者同时患有胃病、甲状腺功能减退、肌纤维痛症、关节痛及眼目干涩等症。

【病例二】

脑垂体瘤患者舌象(图 4-4-2)。患者女,46 岁,因抑郁症及颈肩腰腿痛来诊。患者于 4 年前诊断为脑垂体瘤,服用西药治疗。同时伴有体重增加,眠差,便秘,月经痛等症。

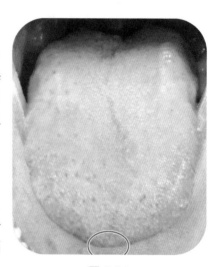

图 4-4-1

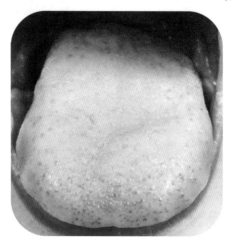

图 4-4-2

舌诊见舌尖平，且有黑褐色瘀点，该处瘀点为脑垂体瘤日久阻滞气血运行的反映。舌质淡而有齿痕，中焦区凹陷，左舌上焦区膨隆，舌根略窄伴有凸起。病机为肝郁气滞，脾肾阳虚，任脉为病。

处方：陈皮 1g，法半夏 1g，炒枣仁 3g，白术 1g，当归 2g，干姜 1g，山药 1g，桃仁 1g，炒薏苡仁 3g，赤芍 1g，小茴香 1g，茯苓 1g，炙甘草 1g。浓缩粉，每次 6g，日 2 次，开水冲服。先用 1 周。

针灸：百会，印堂，太冲，太白，束谷，中脘，关元，大横。每周 1 次，6 次为一个疗程。

需要注意的是，脑部的肿瘤只要是与中线重合者，都有可能在舌尖顶端上出现凸起，有些鼻内息肉的患者也可以见到舌尖顶端的凸起，需要仔细问诊加以区分。

第五节　颌下淋巴结

患者长期反复发作颌下淋巴结肿大，图 4-5-1 中红色箭头所示为反复肿大形成局部瘀血后，在舌象上表现出暗褐色的数个小点。证属肝郁脾虚，气滞血瘀，肾气亏虚。

处方：半夏 1g，陈皮 1g，白术 2g，白扁豆 1g，炒杜仲 1g，枳壳 1g，川牛膝 1g，赤芍 1g，薄荷 1g，玄参 1g，炙甘草 1g。浓缩粉 100g，每次 5g，日 2 次，开水冲服。服用上方 10 日后，颌下淋巴结肿大基本消失。

发现这个头颈部腺体的分布规律，用了我近 10 年的时间！这个发现是经得起重复检验的。头颈部腺体分布区的发现，对于甲状腺等疾病的诊断与辨证具有重要意义。

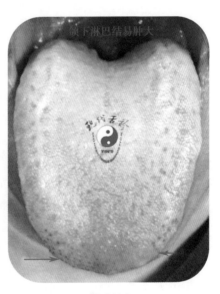

图 4-5-1

第五章

上焦脏器及其常见病象

视频6 三焦分区讲解

第一节 舌上三焦划分

我们先要学会目测中庭穴和脐中（神阙）在舌面的位置，然后在舌上标志三焦的两条分界线，中庭和脐中大约平均三分舌纵轴线，上中交点算中庭，中下交点算脐中（图5-1-1）。上中焦的分界线是以中庭穴（后应至阳）在舌上的位置为界画一条横线垂直于舌的纵轴线，中下焦的分界线是以脐中央（后应命门）在舌上的位置为界画一条横线垂直于舌的纵轴。这个只是目测，要精确度量，需要测出患者身体天突到中庭、中庭到脐中、脐中到曲骨各段在从天突到曲骨这条线上所占的比例，用这个比例在舌上将纵轴线进行分割，就可找到确切的中庭与脐中在舌上的位置了。临床中一般不会这样做，只是目测，但要知道应该怎么样做。

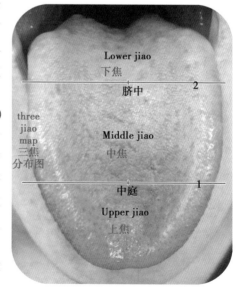

图 5-1-1

上焦脏器主要包括心肺及附属器官乳腺。

第二节　心

心的舌全息区域在舌上焦区中线上近中庭穴处。舌心脏对应区域出现凹陷、高凸、色泽变暗、裂纹等变化时，要考虑心脏的问题。中医的心有两大主要功能，即心主血脉，心藏神。《黄帝内经》中多有论述，如《素问·灵兰秘典论》："心者，君主之官，神明出焉"，《素问·痿论》"心主身之血脉"，又心五行属火，应于夏。在心气心血不足或者血瘀时，这两大功能都会受到影响而出现相应的症状。

【病例一】

心脏置换。这张心脏置换术患者的舌象图可以明确地告诉我们心脏的位置（图5-2-1）。心阳不足可以诱发多种相关联的癌症，乳腺癌就是最常见的癌症之一。该患者因为心功能不足以维持生命，所以做了心脏置换，同时因右乳腺癌而将右乳腺切除，心脏置换后心区处呈现如同烂木头样凹陷（图中黑圈所示），显示其心阳依旧不足。右乳腺切除后，因为没有回填再塑形，所以右侧舌明显偏小。同时由于左侧肝气郁滞及肝气升发太过，显示左侧舌大而厚且舌尖明显较右侧突出，显示出肝气上冲之象。

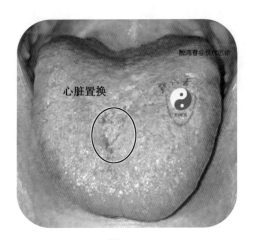

图 5-2-1

处方：生龙牡各3g，桂枝1g，桃仁1g，莪术1g，郁金1g，炒杜仲1g，升麻0.5g，白术1g，竹茹1g，炙甘草2g，党参1g，麦冬1g，五味子1g，丹参1g。浓缩粉，每次5g，日2次，开水冲服，连用1周。

调整气机的升降是组织处方时首先要考虑的因素。同时由此图可以看出,把心脏放在舌尖上不是全息的心脏的正确位置。

视频 7 心脏显形舌象

【病例二】

心脏手术后。图 5-2-2 是心脏手术后安装了起搏器的患者舌象,舌光红无苔,伴心区凹陷。图 5-2-3 显示胸外皮下的机器。患者在使用起搏器的同时服用其他药物,这个舌象所显示的阴虚与使用的药物可能有一定的关联。这种阴虚无苔或者少苔的舌象要用具有生发之力的生麦芽或者生谷芽来配合生地、党参、沙参、玉竹或太子参及桃仁、莪术等来生长苔。

处方:生麦芽 3g,生地黄 3g,党参 3g,麦冬、五味子、桃仁、石斛、炙甘草、白术、黄精各 1g。浓缩粉,每次 5g,日 2 次,开水冲服,连服 1 周。

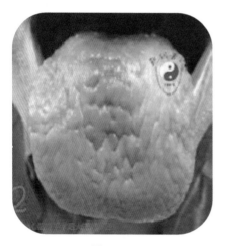

图 5-2-2

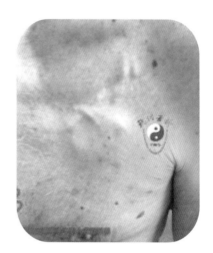

图 5-2-3

【病例三】

心悸。患者以精神焦虑来诊,舌尖红,为焦虑象,心胃区有一明显纵向裂纹,苔白腻,中下焦略厚(图 5-2-4)。查舌测症,并被患者证实有心悸、颈椎病、胃不舒、腰痛及子宫肌瘤。

处方:柴胡 1g,香附 1g,薄荷 1g,竹茹 1.5g,生薏苡仁 3g,桃仁 1g,桂枝 1g,炒杜仲 1g,黑丑 1g,浮小麦 2g,党参 1g,五味子 1g,炙甘草 1g,陈皮 1g,制半夏 1g。浓缩粉,每次 5g,日 2 次,开水冲服,连用 1 周。

图 5-2-5 是治疗后的舌象,可以看出腻苔明显减少,患者紧张焦虑及心悸减

轻,心胃区的裂纹也明显变浅。需要注意的是,在心胃区出现裂纹时,不仅要考虑心及胃的病变,还要考虑情志问题。

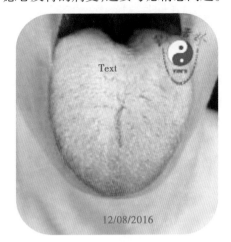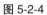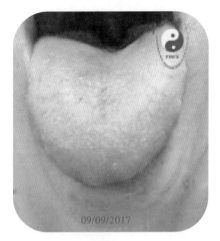

| 图 5-2-4 | 图 5-2-5 |

【病例四】

　　冠心病。患者以右网球肘来诊,查其舌(图 5-2-6)见心悸、胃肠不舒、右肩痛及前列腺增生等疾病征象。箭头舌的患者大都有心悸及颈椎疾患。该患者后来证实有冠心病。其病机为心阳亏虚不能下煦致下焦寒湿凝滞,中焦脾失运化,失其升降枢转之机。

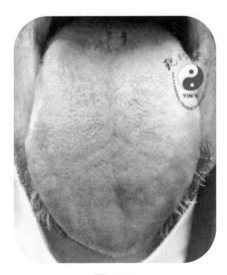

图 5-2-6

处方:桂枝、炙甘草、陈皮、制半夏、制附子、枳壳、川牛膝各 1g,竹茹 1.5g,生牡蛎 3g,生薏苡仁 3g,葛根 3g。浓缩粉,每次 5g,日 2 次,开水冲服,连用 1 周。

患者服用上方后右肘痛及心、胃、前列腺症状均明显减轻。

【病例五】

冠心病。患者因腰痛来诊,查舌见心区有明显的裂纹(图 5-2-7)。看到心区有凹陷及裂纹时,就可以推测出患者可能有心气不足的一系列症状,如心悸、活动则短气,甚至多汗出、不耐劳累以及精神情志方面的疾患。

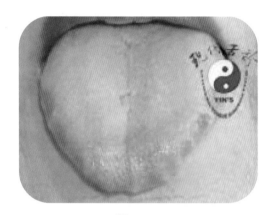

图 5-2-7

处方:制附子 1g,桂枝 1g,党参 3g,白术 1g,黄芪 3g,远志 1g,酸枣仁 3g,陈皮 1g,姜半夏 1g,炒杜仲 3g。浓缩粉,每次 5g,日 2 次,开水冲服,连用 1 周。

【病例六】

胸前区疼痛。患者以胸前区疼痛不适来诊,舌象(图 5-2-8)示心区凹陷,中线弯曲考虑伴有脊柱侧弯。这是一个心气明显不足的患者,同时有脾肾阳虚。

处方:党参 3g,五味子 1g,白术 1g,陈皮 1g,法半夏 1g,杏仁 1g,炒杜仲 3g,防风 1g,炒薏苡仁 3g。浓缩粉,每次 5g,日 2 次,开水冲服,连用 1 周。服药后胸前区疼痛消失,原方再服用 1 个月。

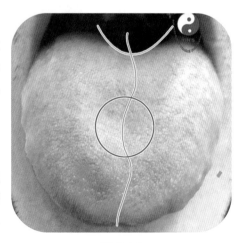

图 5-2-8

【病例七】

心脏肌桥。图 5-2-9 是一个心脏肌桥患者的舌象,在上焦心区的裂纹明显,其病机为心气虚,伴气滞血瘀;另外其唇红,舌边红,显示内有郁热。该患主诉胸闷憋气。

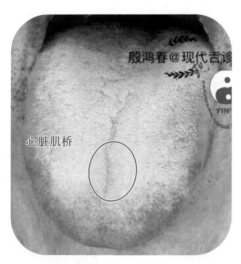

图 5-2-9

处方:丹参 1g,党参 2g,五味子 1g,麦冬 1g,陈皮 1g,制半夏 1g,薤白 1g,牡丹皮 1g,生薏苡仁 3g。浓缩粉,每次 5g,日 2 次,开水冲服,连用 1 周。

【病例八】

心律不齐。图 5-2-10 的舌象显示心区凹陷,属心气不足,其症为心律不齐,主诉为不孕。舌象示病机为心气虚,肝气郁,肾阳虚。

处方:党参 3g,柴胡 0.5g,郁金 1g,桂枝 1g,桃仁 1g,肉桂 0.5g,五味子 1g,炙甘草 1g,续断 1g。浓缩粉,每次 5g。

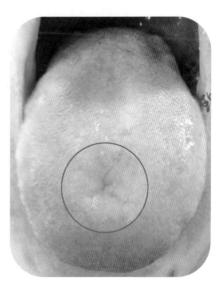

图 5-2-10

【病例九】

心脏手术后。患者 30 年前做过心脏手术,图 5-2-11 为心脏手术后舌象的表现。图 5-2-12 舌象显示心区的凹陷,图 5-2-13 可见胸部手术后的瘢痕挛缩。该患者主诉眠差胸闷不适,病机为胆郁痰扰。

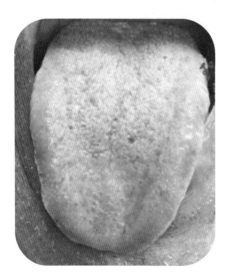
图 5-2-11

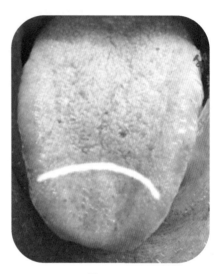
图 5-2-12

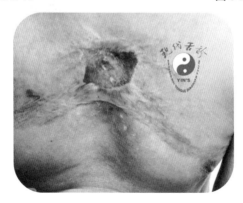
图 5-2-13

处方:党参 3g,柴胡 1g,炒白芍 1g,葛根 1g,酸枣仁 3g,知母 1g,黄芩 0.5g,竹茹 1g,生薏苡仁 3g,陈皮 1g,半夏 1g。浓缩粉,每次 5g,日 2 次,开水冲服,连用 1 周。

【病例十】

一位患者心脏手术后的舌象及手术瘢痕(图 5-2-14,图 5-2-15)。该舌象显示：既有心区的裂纹不整,又有两次手术留下的瘢痕。第一次是纵向切口,第二次是左侧下胸部的横向切口。之所以谈手术切口,就是为了区别病理性的裂纹与人为造成的裂纹,在进行断病时,心中要多想一些可能,避免误断。基本病机是一样的,都是气滞或伴血瘀。当然病理性的裂纹机理中还有阴虚、脾湿浸渍等。该患者以心悸眩晕为主诉。

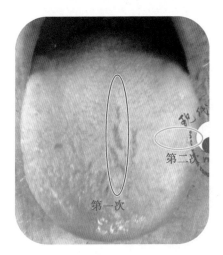
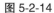

图 5-2-14

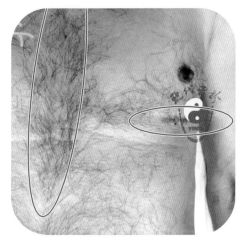

图 5-2-15

处方:人参 1g,黄芪 3g,茯苓 1g,白术 1g,炙甘草 1g,桃仁 1g,川芎 1g,肉桂 0.5g,生地黄 1g。浓缩粉,每次 5g,日 2 次,开水冲服,连用 1 周。

【病例十一】

心脏冠脉装了 3 个支架及开胸手术。该舌心区的暗色及裂纹(图 5-2-16,图 5-2-17,红色圈)要注意,这是心血瘀阻、心阳不足的象。同时舌尖平坦,为心血不足、肾精不盈之象。

处方:人参 1g,白术 1g,茯苓 1g,炙甘草 1g,炒杜仲 2g,熟地黄 2g,桃仁 1g,川芎 1g,酸枣仁 3g。浓缩粉,每次 5g,日 2 次,开水冲服。

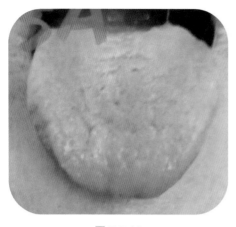 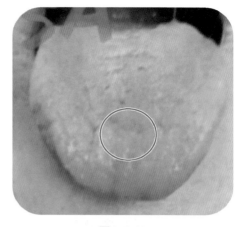

图 5-2-16   图 5-2-17

【病例十二】

多汗案。图 5-2-18 是一个以多汗为主诉的患者舌象。看其心区凹陷,是为心气不足,又心在液为汗,气虚不固,故汗液自流。处方中宜用生脉饮合桂枝加龙骨牡蛎汤。

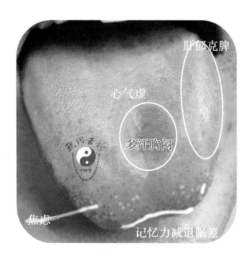

图 5-2-18

图 5-2-19 为高血压多汗的患者舌象。舌两侧显得僵硬不舒,舌呈箭头形,上焦区色红,舌中线有长裂纹。下焦内收,呈肝阳上亢之象。治宜益肾疏肝,引火归元,调理脾胃。

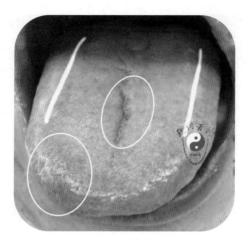

图 5-2-19

第三节　肺

肺者,相傅之官,治节出焉。肺主气,司呼吸,主宣发肃降,通调水道。肺主皮毛,开窍于鼻。五行属金,应于秋。秋是一个什么象呢? 秋是一个敛降之象,正应了肺的主要功能。肺病最常见的症状就是咳嗽。《四圣心源·咳嗽根源》曰:"咳嗽者,肺胃之病也。"《素问·咳论》:"其寒饮食入胃,从肺脉上至于肺则肺寒,肺寒则外内合邪,因而客之,则为肺咳。"黄元御又讲,咳嗽之证,因于胃逆而肺寒,故仲景治咳,必用干姜、细辛。亦有燥热为咳者,然上虽燥热,而下依旧湿寒也。

【病例一】

外感后遗咳嗽。图 5-3-1 舌象肺区显示两侧均有横向小裂纹,另外伴有明显的脾胃虚弱症状。图 5-3-2 红圈中所示,就是咳嗽病发反映区域。咳嗽在舌象上主要表现为肺及气管反映区的裂纹,既可以是横向裂纹,也可以是纵向裂纹,本病例即是一个横向裂纹伴凹陷。也有部分患者出现舌中线左偏。这是一个 12 岁的女患者,外感后咳嗽月余不解。脾虚失运,寒邪郁肺,久咳络伤血瘀。

处方:桔梗 1g,桃仁 1g,百合 1g,枳壳 1g,川牛膝 1g,款冬花 1g,百部 2g,陈皮 1g,制半夏 1g,白术 1g。浓缩粉共 56g,每次 4g,日 2 次,开水冲服。

1 周后复诊,咳嗽消失。咳虽消失,但气管小裂纹并未完全消失,这些裂纹要消失,往往要在症状消失后一段时间,也有些患者会携带终生。

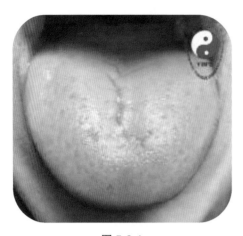 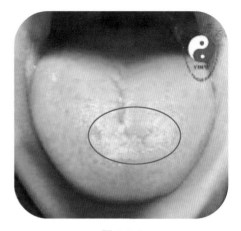

图 5-3-1   图 5-3-2

【病例二】

咳嗽高血糖案。这是一个远程会诊的病例。注意点是舌中线的左偏(图5-3-3),显示肺气失其宣降之权,右侧气机郁滞,故见咳嗽。舌苔黄腻,为湿热蕴结三焦;左侧的缺苔,显示胆与胃的阴液已伤。又胆胃均主降,阴不足失其敛降之功,这也是本例咳嗽发病的原因之一。如下是该病例的详细治疗经过:

2016年7月8日,患者咳嗽2周,虽用中西药物,但无缓解,面部肿胀,夜尿频,伴高血糖。查其舌象,舌质红,右舌偏大,苔略厚腻,左侧两处剥苔。据舌判断,肺气失宣,腑气不降,胆郁化热,热已伤液,给予宣肺降气通腑,利胆解郁滋阴。处方:柴胡10g,香附10g,生麦芽20g,生姜10g,党参10g,陈皮10g,姜半夏10g,细辛10g,款冬花10g,杏仁10g,白术10g,紫菀15g,酒大黄5g。水煎服,共3剂,日1剂,早中晚各1杯(150ml)。

3日后患者反映药后变化:咳嗽略减,但空腹血糖较高,嗜睡,多尿。据舌看,舌质变淡红,左侧缺苔面积较大,阴虚内热仍重,遂改变处方如下:柴胡5g,香附10g,生麦芽30g,生姜10g,党参15g,陈皮10g,姜半夏10g,细辛5g,桃仁10g,杏仁10g,白术10g,款冬花10g,紫菀15g,天花粉20g,酒大黄5g,生地20g,葛根25g。水煎服,日1剂,早中晚各1杯,连用3日。

又3日,反馈,咳嗽减轻,但血糖仍高。舌象示,舌质变淡,缺苔处已有一层薄苔出现,唯苔仍厚腻,湿热仍存。变方如下:柴胡5g,香附10g,生麦芽30g,生姜10g,黄芪30g,陈皮10g,姜半夏10g,细辛5g,桃仁10g,苍术10g,款冬花10g,紫菀15g,天花粉20g,酒大黄5g,生地黄30g,白芍15g,葛根30g,黄连30g,干姜10g,怀山药30g。水煎服,日1剂,早中晚各1杯,连用1周。

1周后反馈,咳嗽完全消失,脸肿亦去,血糖明显下降,夜尿1次。舌象显示左右舌基本等大,黄腻苔及缺苔已经完全消失,舌体亦变得平缓舒展,舌中线居中。至此,该患的治疗告一段落。图5-3-4是咳嗽痊愈时的舌照,可以看出舌中线基本居中,苔基本恢复正常。

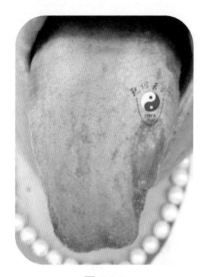

图 5-3-3

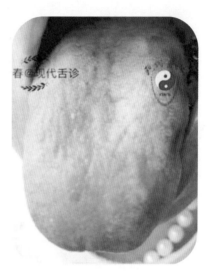

图 5-3-4

【病例三】

孕妇咳嗽。孕妇脾湿咳嗽,孕2月,肺气管区裂纹(图5-3-5),咳而无痰,苔白,边有齿痕,少许半夏线,脾虚湿邪为患。

处方:陈皮1g,半夏1g,白术1g,茯苓2g,杏仁1g,桂枝1g,生姜1g,款冬花1g,大枣1g,薄荷1g,甘草1g。浓缩粉,每次5g,日2次,开水冲服。连用1周,咳嗽消失。

【病例四】

久患咳嗽。图5-3-6是一久患咳嗽来诊患者的舌象。肺区出现两条纵行裂纹,应为气管显形,如图5-3-7所标示。

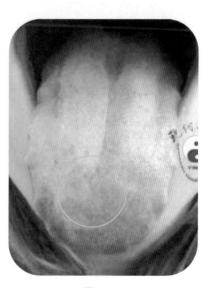

图 5-3-5

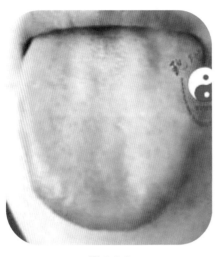

图 5-3-6

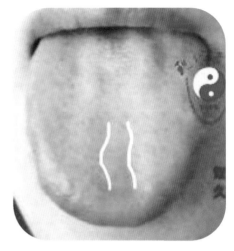

图 5-3-7

【病例五】

夜间哮喘。图 5-3-8、图 5-3-9 是一夜间哮喘的患者的舌象。她的舌尖平,提示睡眠不好,加上尖部的两条纵行气管裂纹,正反映了一个夜间哮喘的象。同时伴有苔白质淡,阳虚寒盛。以小青龙汤为底方进行加减。

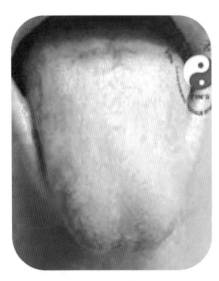

图 5-3-8

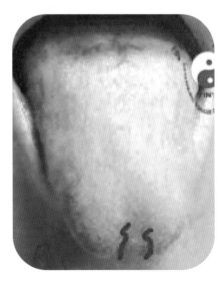

图 5-3-9

【病例六】

急性支气管炎。高热数日,支气管炎,喉炎,可见舌尖部的红色,两条纵行气管裂纹(图 5-3-10、图 5-3-11,另注意与椎动脉显形进行区别,如图 5-3-12),舌上红点。上焦蕴热,中下湿浊。以银翘散为主清上热,辅以健脾除湿的药物。湿浊不除,咳嗽难已,常加除湿药陈皮、半夏、薏苡仁、白术,及运化中焦的焦三仙等。

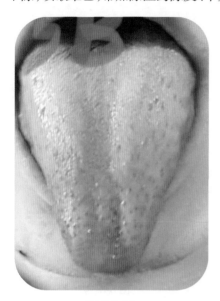

图 5-3-10

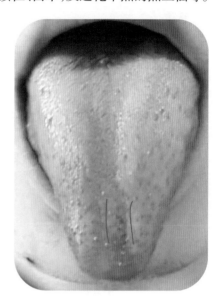

图 5-3-11

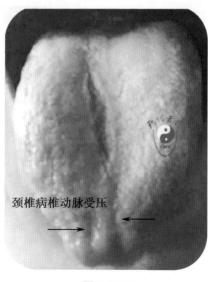

颈椎病椎动脉受压

图 5-3-12

【病例七】

哮喘。图 5-3-13、图 5-3-14 两张舌象都显示的是肺区的不规则裂纹,如红圈所示,常见于肺病哮喘患者。就如同肺上出现了许多的裂纹,是肺之真气外散的象,这两个都是多年的哮喘患者。百合、杏仁、五味子常用于治疗伴有这种肺区裂纹的舌象。仔细看图 5-3-14,还伴有舌中线的左移。再次强调,舌中线要时刻放在首位。

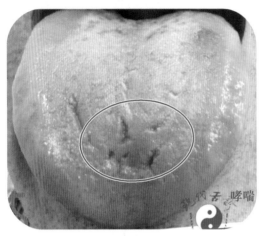
图 5-3-13

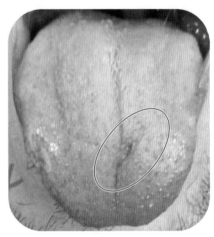
图 5-3-14

图 5-3-14 患者的处方如下:薄荷 1g,连翘 1g,杏仁 1g,陈皮 1g,法半夏 1g,黄芩 1g,射干 1g,生薏苡仁 3g,川贝母 1g,冬瓜子 1g,苏子 1g,甘草 1g。浓缩粉,每次 6g,日 2 次,开水冲服,连用 1 周。1 周后喘憋明显减轻,上方续用 1 周。

【病例八】

肺癌手术后。图 5-3-15,该舌象可见肺区的凹陷和裂纹,白黄腻苔满舌,没有活力。该患者处方时要考虑上焦区的凹陷,下焦区的隆起,及中下焦的黄腻苔和两侧肝胆区的郁滞。

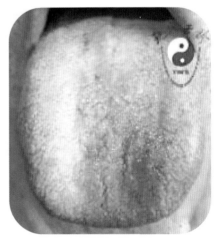
图 5-3-15

【病例九】

慢性阻塞性肺气肿。图 5-3-16 舌象中白圈所示,两肺区隆起。该患者患肺气肿二十余年,肺区隆起明显,伴中焦凹陷。上焦失于宣肃,两侧肝气郁滞,中焦虚而失其运化,下焦亏虚而不能气化。

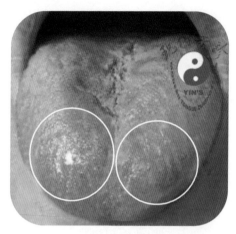

图 5-3-16

处方:柴胡 1g,黄芪 1g,郁金 1.5g,枳壳 1g,川牛膝 1g,白术 1g,竹茹 1.5g,生地黄 1g,杏仁 1g,桃仁 1g,枇杷叶 1g,山药1g。浓缩粉,每次 5g,日 2 次,开水冲服,连用 1 周。

【病例十】

儿童急性支气管肺炎。图 5-3-17 的舌象图可见该舌红,舌上红点,伴中下焦黄腻苔。病机为肺胃蕴热,伴饮食积滞。

处方:金银花 1.5g,连翘 1.5g,芦根1.5g,白术 1g,焦三仙各 1g,桑寄生 1.5g,黄芩 0.5g,甘草 1g。浓缩粉,每次 5g,日 2 次,开水冲服,连用 1 周。

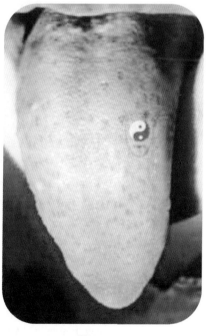

图 5-3-17

【病例十一】

咳嗽迁延不愈。患者外感风寒,遗留咳嗽少痰近月余,服用抗生素 3 周,没有好转迹象,严重影响工作与休息,伴胃肠不适。查舌(图 5-3-18)见肺区明显凹陷,如图中黑色圈所示,显系咳久耗伤肺气,大量服用抗生素而伤及胃肠。

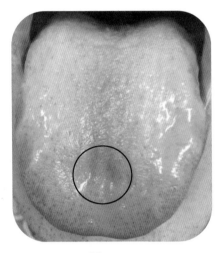

图 5-3-18

处方:五味子 1g,党参 3g,麦冬、陈皮、半夏、白术、山药、干姜、香附、竹茹、炙甘草、紫菀各 1g。浓缩粉,每次 7g,日 2 次,开水冲服,1 周量。尽剂咳止。

第四节　乳　　腺

乳腺为胸腔外的器官,与肾经、胃经、脾经、肝经、心包经直接相连。其中胃经直接穿行乳腺的中央,而肝经则自乳内联络乳头,脾经循行乳房的外侧,肾经循行于乳房的内侧,心包经循行于乳房的外上方。乳腺在舌上的反射位置,理论上与肺重叠,而实际上其位置是略靠舌边缘,但不在边的侧缘。

【病例一】

乳腺癌。看舌象与乳房的对比图(图 5-4-1,图 5-4-2):乳房照片上红圈所示,是真实的肿瘤所在;舌象中的红圈所示,是该肿瘤在舌象上的对应位置。这是一位左乳乳腺癌的患者。乳头周边的淤青是患者 4 天前取活检形成的。

乳腺也是肝胆带上的器官,在肝气郁结、心阳不足时极易发病。乳腺癌和肺癌的位置略有不同,乳腺癌的位置略微靠舌的外侧边缘,而肺癌则更靠近舌中线。要注意的是,舌这个外侧边缘的位置还有其他器官,如甲状腺、上肢等,要注意分别。

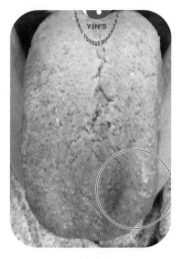

图 5-4-1

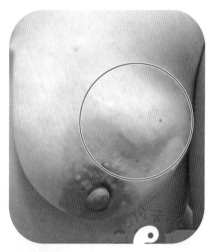

图 5-4-2

【病例二】

乳腺增生。患者以乳房胀痛就诊,乳腺组织增生,全乳胀而硬且痛,经前尤甚。其舌象呈上焦区的类箭头形(图 5-4-3),这种舌象,均有肝气郁结之象。并且这种患者在上易见头痛,在下易见月经不调等症。触诊两侧乳房比较坚硬(图 5-4-4)。疏肝解郁是必须的,当然要加上软坚散结。生牡蛎、玄参常被选用来软坚散结。

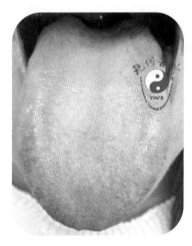

图 5-4-3

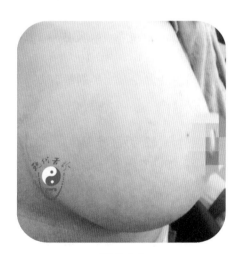

图 5-4-4

处方:柴胡 1g,香附 1g,生龙牡各 3g,川牛膝 1g,枳壳 1g,杏仁 1g,白术 1g,竹茹 1g,桃仁 1g,薄荷 1g,生姜 1g,生薏苡仁 3g,炙甘草 1g。浓缩粉,每次 5g,日 2 次,开水冲服,连用 1 个月。

患者服药后乳胀大为减轻,原方继服 1 个月。

【病例三】

乳腺癌手术后。患者右乳腺癌已经切除,仍可见舌象心区凹陷(图 5-4-5,图 5-4-6),为心阳虚。心阳虚与乳腺癌的关系不可不知,常用药如桂枝、炙甘草等。该患者感觉手术及放化疗后极度乏力,精神抑郁。

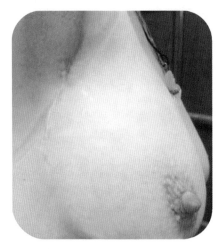

图 5-4-5

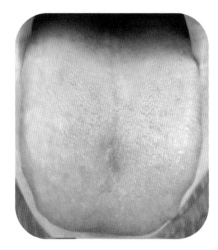

图 5-4-6

处方:桂枝 1g,党参 1g,炙甘草 1g,酸枣仁 3g,当归 1g,陈皮 1g,制半夏 1g,炒薏苡仁 3g,杏仁 1g,白术 1g,香附 1g。浓缩粉,每次 5g,日 2 次,开水冲服,连用 1 月。该患者仍在服用小剂量上方。

【病例四】

乳腺癌。乳腺癌发病于左侧,舌象示:舌质暗淡无神,心脏对应区凹陷色暗,无苔,整个舌如同煮熟的鸭舌(图 5-4-7)。这个舌象显示心阳已大亏。

需要注意的是,乳腺癌的患者在乳房切除后,局部会出现凹陷的象,但是如果回填塑形了,就看不出凹陷了。图 5-4-8,就是一个乳腺切除后重塑的舌象。

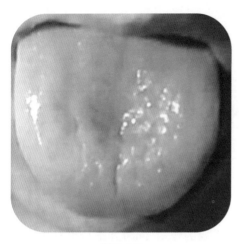

图 5-4-7

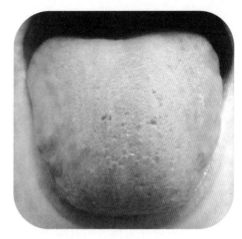

图 5-4-8

图 5-2-1 是右乳腺癌切除后未回填的舌象（本章第二节病例一中述及），可以见到舌上焦区右侧明显小于左侧。两个舌象可以对比着看。

第五节　部分脏器舌诊全息图（图 5-5-1）

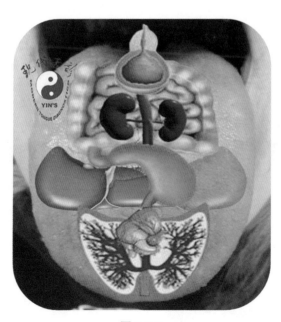

图 5-5-1

第六章

中焦脏器及其常见病象

中焦脏器在人体气机升降中有着至关重要的作用,同时其本身也有着重要的功能。如《素问·阴阳应象大论》讲:"肝者,将军之官,谋虑出焉。胆者,中正之官,决断出焉……脾胃者,仓廪之官,五味出焉。"本章的中焦脏器包含了胃、十二指肠、肝胆等器官,即横膈以下、脐以上的部分。因为每一个器官涉及的病种很多,无法一一举例,另外我见到的病种也有限,兹就常见病种来举例说明上述器官病变后在舌上显形的位置及形态,为诊断及辨证施治提供指导。

第一节 胃

【病例一】

浅表性胃炎。女,52岁,自5年前丈夫生病去世后,患胃病,时常上脘疼痛,便秘,睡眠较差,伴甲状腺功能异常,中性粒细胞及血小板计数偏低。凭舌(图6-1-1)诊治1周后,胃痛及睡眠均明显好转。治疗1周后的舌苔明显变薄(图6-1-2)。

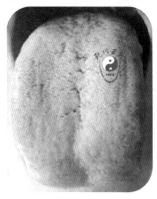

图 6-1-1

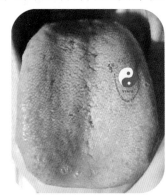

图 6-1-2

处方:柴胡 10g,香附 10g,杏仁 15g,陈皮 10g,法半夏 10g,竹茹 15g,火麻仁 10g,白术 10g,生薏苡仁 30g,桃仁 10g,炒枣仁 30g,枳壳 10g,川牛膝 10g,炙甘草 10g,珍珠母 30g。日 1 剂。该方加减服用 4 月余,患者的胃痛、便秘、眠差均消失,血检甲状腺功能正常,血细胞正常。

【病例二】

胃癌手术后。患者男,1968 年生,于 2016 年 8 月 15 日就诊。1 年前胃癌切除术(75%)后,又发生银屑病。患者主要症状为纳差,乏力,大便不畅。查舌见舌尖红而少苔(图 6-1-3),是为上焦郁热。见上热而知下寒,处方需配温阳引火下行之品如肉桂。

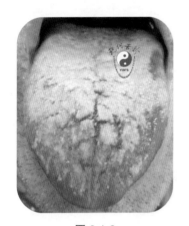 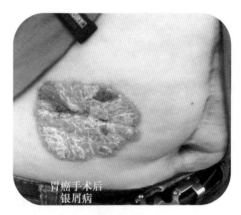

图 6-1-3   图 6-1-4

处方:柴胡 1g,茵陈 1g,薄荷 1g,桃仁 1g,生薏苡仁 3g,冬瓜子 1g,黑丑 1g,竹茹 1g,肉桂 1g,枳壳 1g,川牛膝 1g,甘草 1g,白花蛇舌草 1.5g。浓缩粉,每次 5g,日 2 次,开水冲服,1 周后调方。图 6-1-4 是银屑病所在及手术切口。

这种奇形怪状的舌象,是癌症舌象的特点之一,后文第九章专门讲述判断癌症的舌上规律。大家还要注意舌中线的裂纹与手术切口的关联。

【病例三】

胃胀。患者以胃胀来诊,舌诊见舌中线中段凹陷且裂纹(图 6-1-5),自述腹胀日久。这种舌象常见于浅表性胃炎的患者。舌中出现这种刀割般裂纹,一般会有胃部不适腹胀,这也是脾虚的象。

处方:柴胡、枳壳、川牛膝、党参、黄芩、郁金、白术、薄荷、陈皮、制半夏、炒杏仁、甘草、炒枳实各 1g。浓缩粉,每次 5g,日 2 次,开水冲服,1 周量。1 周后来诊,胃胀明显减轻。

这种舌两侧边缘肝胆区的饱满隆起，是肝郁的明显标志，疏肝解郁的药物是要使用的，根据用药表来选择药物，这个患者柴胡、郁金、薄荷都用上了。郁金的使用，一个是左舌大，另外，两侧肝胆区饱满也是使用郁金的象。这个象不是使用白芍的象，相反，白芍的肝胆区不是饱满的，而是略有内凹，是阴血不足的象。当然，白芍也用于上焦区的凹陷，这个凹陷也与阴血不足有关。

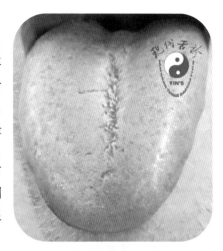

图 6-1-5

【病例四】

胃痛。图 6-1-6 是一个腰腿痛来诊的患者的舌象，看舌后，发现患者尚有胃病及妇科疾患。放大图片后可见舌后根的高起(下一章节介绍下焦脏器)。这个舌象病机稍复杂，既有上焦的郁滞，亦有肝胆郁滞及肺气失降，又有肝郁脾虚及下焦的固结。

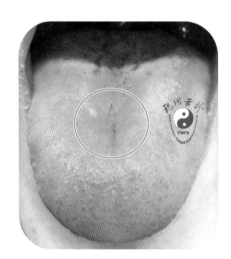

图 6-1-6

处方：柴胡 1g，郁金 1.5g，杏仁 1g，枳壳 1g，川牛膝 1g，白术 2g，竹茹 1g，桃仁 1g，青皮 1g，生薏苡仁 3g，甘草 1g。浓缩粉，每次 5g，日 2 次，开水冲服，1 周量。

【病例五】

萎缩性胃炎。该患长期患萎缩性胃炎，同时有痔疮及前列腺病变和早泄等。由于长期的胃病，患者出现肝血不足的舌象（图6-1-7），注意看舌的两侧向内收缩，这个象在治疗时要加上养肝血的药。

处方：当归1g，黄精1g，陈皮1g，法半夏1g，薄荷1g，柴胡1g，白术1g，桃仁1g，生薏苡仁3g，白芥子1g，赤小豆2g，甘草1g。浓缩粉，每次5g，日2次，开水冲服，先服1周。

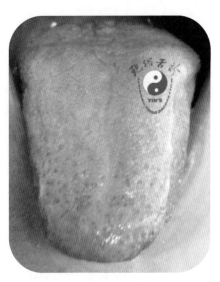

图 6-1-7

【病例六】

慢性萎缩性胃炎。图6-1-8舌象患者以腹痛腹胀就诊，患者同时患胆囊多发息肉、子宫肌瘤、甲状腺弥漫性炎症及甲状腺结节等症，有卵巢囊肿切除史。

处方：当归10g，生白芍10g，熟地黄10g，川芎10g，生白术10g，茯苓15g，陈皮6g，厚朴6g，炒鸡内金15g，炒麦芽15g，延胡索10g，夜交藤15g，醋柴胡6g，黄芩10g，制香附6g，炒栀子6g，桂枝5g，生甘草6g，大黄6g（后下）。7剂，水煎服。日1剂，2次分服。患者服用上方后胃部舒适，腹痛腹胀消失。上方连续加减服用1个月，无不适。图6-1-9是治疗1周后的舌象。

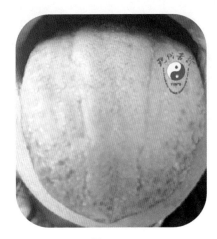

图 6-1-8

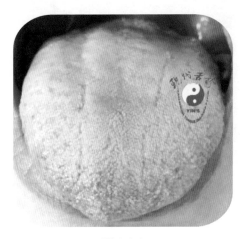

图 6-1-9

现代舌诊的处方是以舌象来作为依据进行组方的。就是见象用药,而不是以某方为基础加减。如见左舌大,用疏肝药,可选桑寄生、柴胡,伴舌尖红者用莲子心,伴舌中凹陷,选白术,伴苔白厚腻,加上干姜,如还有舌面不平,可加桃仁、红花或是延胡索。每一个象都反映一个不同的病机,辨象用药,就是察机用药,完全符合中医辨证施治的原理。患者的舌象同时反映多个病机,不是一方一药即可解决的,大家看看上边这个病例包含了多少个处方。

关于药物剂量,要根据患者病情轻重,时间的长短,及体重和年龄来进行变化,这些内容都不是舌象上可以看出的。我的用药习惯中基本没有超过30g的,大部分的药量介于5~30g之间。像生龙牡、酸枣仁、黄芪一般要用30g,也要看它们在方中是否处于主药的地位,如果不是主药,不必一定要用到30g。再举个例子,黄连用于糖尿病患者,药量一般为10~30g,根据舌象来确定,凡是舌质红的均可用到30g,舌质淡的10g即可,不管是何种舌质,都要配伍干姜来制约黄连的寒性碍胃之弊;干姜的用量要以舌苔的情况来定,苔黄腻者,若是黄连用30g,那么干姜用10g即可;若是苔白湿腻,干姜可与黄连等量。

【病例七】

胃痛反酸。患者主诉胃痛及反酸,断断续续治疗了近半年,症状大有好转。对比治疗前(图 6-1-10)后(图 6-1-11)的舌象。

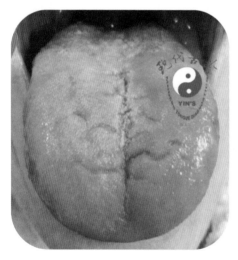 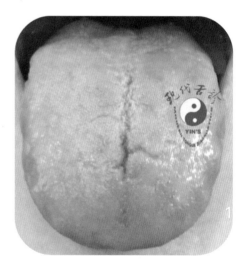

图 6-1-10　　　　　　　　　　　　图 6-1-11

处方:郁金 1g,枳壳 1g,佛手 1g,桃仁 1g,陈皮 1g,法半夏 1g,桂枝 1g,炒白芍 3g,生麦芽 3g,党参 2g,三棱 1g,没药 1g,黄连 1g,海蛤粉 3g,炙甘草 1g,炒枣仁 3g。浓缩粉,每次 5g,日 2 次,开水冲服。

患者经过近半年的浓缩粉中药调理,胃痛消失,偶有反酸,上方服小剂量每日 6g,分早晚 2 次服用。

【病例八】

头晕胃痛。患者于 2017 年 10 月 14 日以头晕、胃痛为主诉就诊,查舌见颈椎区显形,左舌明显上凸,胃区裂纹,上覆黄腻苔(图6-1-12)。证属肝气郁结上冲,同时伴肝郁克脾。

据舌用药:菊花 1g,生龙牡各 3g,葛根 3g,香附 1g,钩藤 1g,白术 1g,党参 1g,麦门冬 1g,五味子 1g,陈皮 1g,法半夏 1g,酸枣仁 3g,茯苓 1g,制大黄 0.5g,生薏苡仁 3g,防风 1g,黄芩 1g,桃仁 1g,竹茹 2g,干姜 1g。浓缩粉,每次 6g,日 2 次,开水冲服。1 周后复诊,舌象(图 6-1-13)明显好转,黄腻苔消失,患者自述服药后头晕胃痛消失,上方再用 3 周。

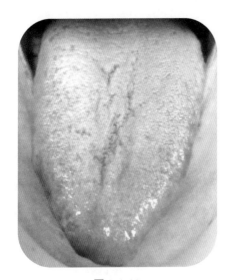 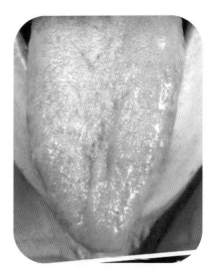

图 6-1-12　　　　　　　　　　　　　　图 6-1-13

第二节　胆　　囊

【病例一】

慢性胆囊炎。图 6-2-1 中红圈为胆囊病久在舌上的象。

处方：柴胡、白芍、川牛膝、枳壳、白术、干姜、山药、砂仁、炙甘草、生姜各 1g，淫羊藿 3g。浓缩粉，每次 6g，日 2 次，开水冲服，2 周量。

【病例二】

胆囊结石伴右侧卵巢囊肿。该患者因胆囊结石伴卵巢囊肿来诊，结石直径 2.5cm，卵巢囊肿直径 4.5cm。初诊于 2017 年 1 月 5 日，舌象图上两个红圈所示就是结石对应所在（图 6-2-2）。肝胆对应区呈饱满象，是为肝胆郁滞。患者伴有黄苔，尤其根部黄腻，为下焦湿郁化热；该舌也是裂纹舌。

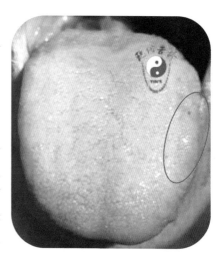

图 6-2-1

凭舌处方如下：柴胡、炒白芍、半夏、川牛膝、枳壳、陈皮、郁金、百合、竹茹、白术、桃仁、炒槟榔、炙甘草、桂枝、川楝子、延胡索各 1g，制大黄 0.5g。浓缩粉，每次 5g，日 2 次，开水冲服，2 周量。

2017 年 7 月 19 日复诊，右胁痛消失，留有些许不适。上方再服 2 周以巩固疗效。图 6-2-3 是治疗后的舌象。

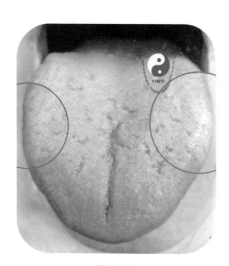

图 6-2-2

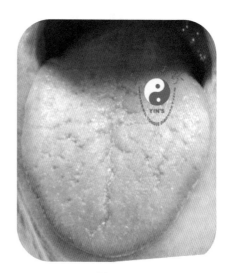

图 6-2-3

【病例三】

胆囊息肉。患者食管裂孔疝伴胆囊息肉，以腹部疼痛不舒来诊。据舌（图 6-2-4）查机，证属脾肾阳虚，湿浊内阻，伴肝郁气滞。

处方：白术、茯苓、陈皮、炙甘草、枳壳、川牛膝、生姜、肉桂、党参、砂仁、草果、姜半夏各 1g，炒薏苡仁 3g。浓缩粉，每次 5g，日 2 次，开水冲服，用 2 周。

【病例四】

胆囊切除。图 6-2-5 舌象可见胆囊区的内凹及瘀血点。

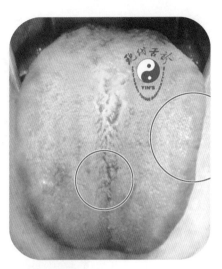

图 6-2-4

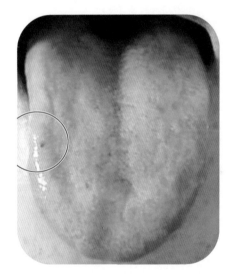

图 6-2-5

【病例五】

胆囊切除，多囊卵巢不孕症。患者因多囊卵巢不孕来诊，舌诊（图 6-2-6）虑其有胆囊疾患，患者证实胆囊已经切除。虽然左舌中焦区边缘凹陷，但右侧仍然显示出胆结石的饱满象，说明其肝胆郁滞依然存在。该患舌形呈中上焦大、下焦小的布袋舌舌形,显示其肾精亏虚。

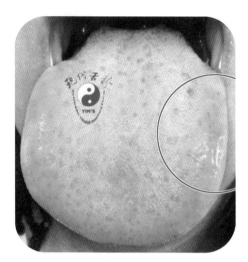

图 6-2-6

处方:柴胡、香附、炒杏仁、枳壳、川牛膝、陈皮、法半夏、白术、桃仁、桂枝、延胡索各 1g,生薏苡仁、熟地黄各 3g。浓缩粉,每次 5g,日 2 次,开水冲服。2 周量。

【病例六】

胆石症。看图 6-2-7 红圈所示,该患夜眠较差,伴右胁不舒疼痛,其病机为肝郁气滞,脾虚湿浊内阻,湿郁化热。

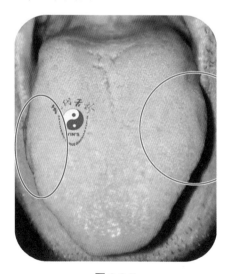

图 6-2-7

处方：柴胡 1g，制大黄 1g，枳实 1g，虎杖 1g，郁金 1g，金钱草 3g，生薏苡仁 2g，白术 1g，川牛膝 1g。浓缩粉，每次 5g，日 2 次，开水冲服。连服 1 周。这个方子也是治疗胆石症的常用方。

【病例七】

胆石症。肝胆结石的患者大都有睡眠的问题，可以从舌象（图 6-2-8）的舌尖较平来证实这一点，这与胆经之气流注时间在子时有关。因为经气流经肝胆时，由于有结石这个阻碍的存在，致使经气难以通过因而不能入眠，而到下一个时辰时，经气无阻碍运行，患者往往可以入睡。

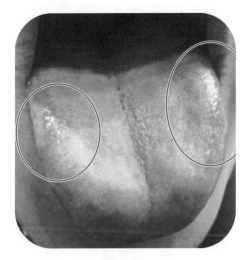

图 6-2-8

第三节　肝

【病例一】

肝硬化伴心悸。图 6-3-1 是一个典型的肝硬化患者的舌象。该患者曾服用过多种方剂治疗其肝硬化，但疗效不显，现出现心悸，病及少阴心肾。图中心区的那个裂纹，就相当于心气从这个裂缝里往外散，有心悸也就不奇怪了。舌的两侧肝胆区隆起为肝郁气滞血瘀之象；舌中焦及下焦凹陷，是脾肾阳虚的象，舌上的黄腻苔，为湿郁化热。治疗时各个方面都要兼顾，即疏肝解郁活血，补益心脾肾，清热祛湿。

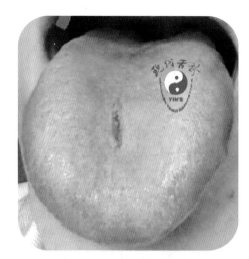

图 6-3-1

　　处方：柴胡 10g，白术 15g，百合 10g，桃仁 10g，麦冬 10g，党参 20g，五味子 10g，莪术 10g，郁金 15g，陈皮 10g，半夏 10g，酒大黄 5g，皂角 0.5g，大枣 10g，枳壳 10g，川牛膝 10g，益智仁 15g，桂枝 10g，丹参 10g，干姜 5g，黄芩 5g，炙甘草 10g。水煎服。

　　患者服用上方半个月后反映，心悸消失。方中柴胡、郁金疏肝解郁，桃仁、莪术、枳壳、川牛膝活血行滞，麦冬、党参、五味子益心气养阴，桂枝、炙甘草辛甘化阳用于通心阳，白术、干姜温中健脾，陈皮、半夏行中焦气机兼化湿邪，黄芩清热利湿，酒大黄、皂角祛痰湿使邪从大便外出。处方兼顾了病机的各个方面，所以用之疗效明显。

【病例二】

　　乙肝。患者以恶心、纳呆、胁肋不舒就诊，舌象（图 6-3-2）示肝胆郁滞。乙肝的患者舌象大都瘦小或呈条形或箭头形，舌的尖部及肝胆区常见舌质红或者红点。

　　处方：生牡蛎 3g，黄芩 0.5g，干姜 1g，白术 1g，香附 1g，薄荷 1.5g，桑寄生 1.5g，党参 2g，赤芍 1g，甘草 1g。浓缩粉，每次 5g，日 2 次，开水冲服。连服 1 个月。服药后症状消失，该患还在治疗中。

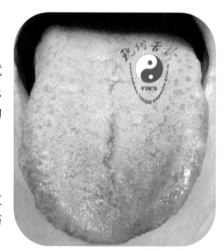

图 6-3-2

【病例三】

肝门胆管癌的舌象（图 6-3-3），可见肝区局部的高凸，及舌中线局部的左凸，舌面凹凸不平，气机严重郁滞。舌中线胃区明显凹陷，见到这种凹凸不平的舌象一般要加活血化瘀药及行气药。

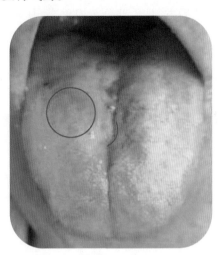

图 6-3-3

【病例四】

肝左叶巨大血管瘤可以见到舌中线向左侧偏凸（图 6-3-4，图 6-3-5）。

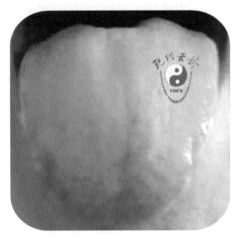

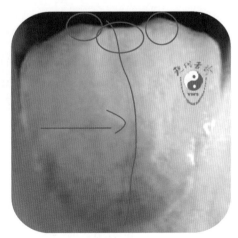

图 6-3-4   图 6-3-5

第四节 胰　　脏

【病例一】

胰腺癌。胰腺在胃的后方,且大部分与胃重合,其显形在胃的区域,因为肿大,会将中线向一方推移。图6-4-1、图6-4-2舌象的患者已经吃中药并练气功7个月,现在癌块略增大,直径约6cm,癌胚抗原却从138降到27,2个月前就已经没有任何疼痛。该病例还在继续治疗观察。

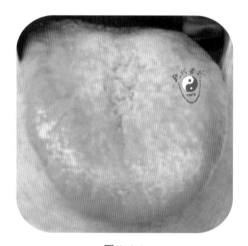 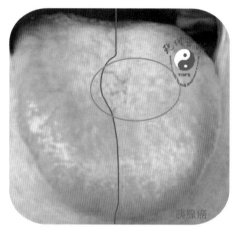

图6-4-1　　　　　　　　　　　　　图6-4-2

【病例二】

胰腺炎。患者以腹痛就诊,查体后怀疑为急性胰腺炎,后经医院证实,并同时查出患有胰腺附着肌瘤。舌象(图6-4-3)主要表现为胃区的裂纹,中焦区隆起及黄腻苔。属肝郁气滞,胃燥脾湿。

处方:柴胡、制大黄、枳实、白芍、白术、炙甘草、制半夏、大枣、生姜、桃仁、延胡索各1g,黄芩0.5g,生薏苡仁3g。浓缩粉,每次5g,日2次,开水冲服,用2周。

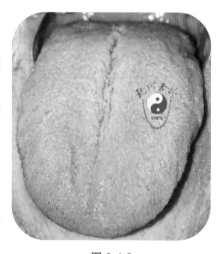

图6-4-3

【病例三】

糖尿病伴足底溃疡。患者于2017年4月9日以左足底皮肤溃疡为主诉就诊，医院诊为糖尿病并发症。脚前掌有2个黄豆粒大溃疡，伴行走困难，需用拐杖。该患有糖尿病史十余年，使用胰岛素及二甲双胍治疗，血糖基本控制在正常范围。有口渴便秘。舌诊(图6-4-4，图6-4-5)：舌面较干燥，伴有多量小裂纹，舌底出现多量细小静脉迂曲。病机为阳明内热伤阴，胃燥脾湿，气滞血瘀，治宜清胃补脾，清热养阴，活血行气。

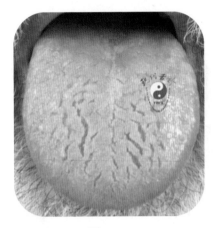

图 6-4-4

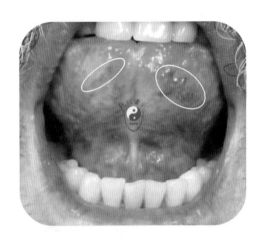

图 6-4-5

处方：丹参1g，桃仁1g，黄芪2g，金银花1g，白芷1g，陈皮1g，白芍1g，乳香1g，没药1g，皂刺1g，黄连3g，干姜1g，生麦芽3g，百合1g，生地1g，白术1g。浓缩粉，每次7g，日2次，开水冲服。

上方加减服用至2018年8月4日，足底溃疡基本愈合。

视频8 舌底静脉象

附：糖尿病舌象

糖尿病在舌上的表现主要有以下特点：

1. 舌面干燥少津，这个象符合常见糖尿病患者阳明燥热的病机，其中以阳明燥热为多见。在干燥少津的同时，阳明燥热者可伴有黄苔。

2. 如伴舌中线两侧的红色少苔，说明已经出现阴虚的象。

3. 日久耗气伤阴，可以出现舌质红而少津，或者舌质淡红而有齿痕。

4. 阳明郁热日久，阴液亏虚，气机郁滞，可见舌上有多量的裂纹，如同干涸的大地出现龟裂。

5. 有部分舌象呈现舌中线的裂纹,主要见于中焦区域,是脾胃之气亏虚外散的表现。

6. 后期糖尿病患者阴损及阳,可以见舌质淡嫩少苔,或淡胖有齿痕。

7. 注意查看舌底小的络脉变化,可见充血或者瘀血。

第五节 脾

图 6-5-1、图 6-5-2 是一个脾全切除的患者的舌象,伴有肝硬化,另外有妇科及泌尿系感染。舌上红圈的标记即为脾全切遗留征象之所在。病机:心气虚,下焦湿热,肝郁脾虚。

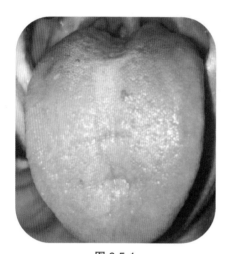 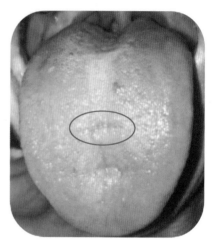

图 6-5-1   图 6-5-2

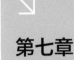

第七章

下焦脏器分布及其常见病象

下焦脏器主要包括肾、前列腺、子宫、卵巢、睾丸、大小肠(肛门)、膀胱等。本章主要讲述这些脏器病理变化时在舌上的形态。

第一节 肾

肾在舌上的对应区与解剖的投影基本吻合,即脐下、脊柱的两侧。肾气虚在舌上的主要表现为舌根处的凹陷,日久肾阳亦亏,可致虚寒内生,阴寒凝聚而成形,产生有形实邪聚于下焦而呈现舌根处的突起,当然也会出现舌质的淡白或胖大。这个肾气虚的肾与全息的肾不是一回事,下面在不同的器官中会讲到。

【病例一】

先天性肝肾囊肿。如图 7-1-1,患者右舌明显大且其气机上越而不降,蓝圈和红圈分别显示右肝囊肿和右肾囊肿引起舌象的改变。治疗时宜升左降右,但以降右为主。

处方:炒杜仲 1g,炒杏仁 2g,柴胡 1g,炙枇杷叶 1g,竹茹 1g,黄芩 1g,陈皮 1g,法半夏 1g,白术 1g,生薏苡仁 3g,龙胆草 1g,赤小豆 2g,辛夷 1g,石菖蒲 1g,甘草 1g。浓缩粉,每次 5g,日 2 次,开水冲服,1 个月后复诊。

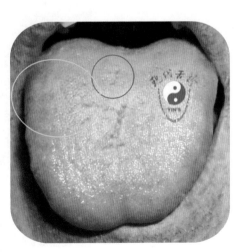

图 7-1-1

能够降右侧气机的药很多,大多数寒性及凉性的药物大都具有降右的功用。但也有些药物不是凉性的,其右降的功能也很好且常用,如杏仁、旋覆花等。

【病例二】

　　肾囊肿手术。患者以右肩痛伴右下腰痛来诊,该患者近几年有过 3 次手术,阑尾切除、右肾囊肿手术及胆囊手术。这个舌象主要看其手术切口在舌象上的对应(图 7-1-2)。图 7-1-3 中红圈所示对应患者腹部的手术切口(图 7-1-4)。

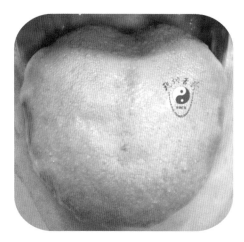

图 7-1-2

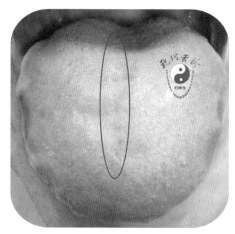

图 7-1-3

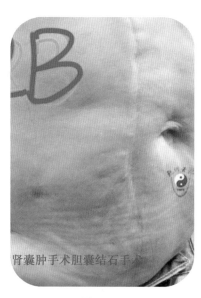

图 7-1-4

处方：炒杜仲 3g、苍术、厚朴、枳壳、川牛膝、车前子、白术、炙甘草、生姜各1g。浓缩粉，每次 6g，日 2 次，开水冲服，服 2 周。

【病例三】

肾结石疼痛急性发作。患者因右肾结石症疼痛急性发作就诊，舌象（图 7-1-5）红圈所示，即为肾结石之所在。

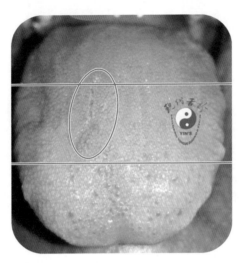

图 7-1-5

处方：茯苓 1.5g，猪苓 1g，泽泻 2g，滑石 1g，阿胶 1g，金钱草 3g，苍术 1g，厚朴 1g，延胡索 1.5g，党参 1g，炙甘草 1g。浓缩粉，每次 5g，日 2 次。开水冲服。连用 1 周。本方也是肾结石常用的一个处方。

【病例四】

肾结石。图 7-1-6 为一以肾结石为主诉的患者舌象，患者左肾 14 颗、右肾 11 颗结石，图中红圈所示为隆起的肾结石反映象，这也是局部气机郁滞的象。

处方：炒杜仲、茯苓、金钱草各 3g，党参、白术、陈皮、法半夏、五味子、海金沙、炙甘草、生姜各 1g。浓缩粉，每次 7g，日 2 次，

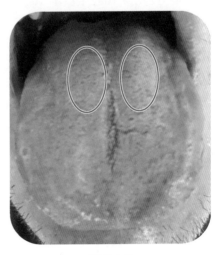

图 7-1-6

开水冲服,用 2 周。

【病例五】

肾及前列腺占位。患者患充血性心
衰日久,心脏肥大,射血分数较低。平时
少气乏力,二便通畅。日暮有下肢水肿,
略咳,心衰发作时会有胸腹积水,肝淤血
及肠胃不适。20 年前查出右肾有肿块,
去年 CT 示前列腺有占位。图 7-1-7 中
红圈所示为肾脏显形,心区明显凹陷,前
列腺对应区有裂纹,如图中白圈所示。

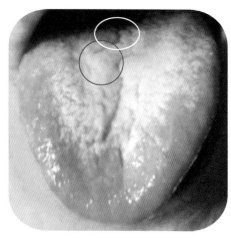

图 7-1-7

处方:柴胡、香附、五味子、麦冬、陈
皮、法半夏、竹茹各 1g,白术 1.5g,桂枝
1.5g,炒白芍、桃仁、莪术、延胡索、草果、
冬瓜仁、炙甘草、砂仁各 1g,党参 3g,生
薏苡仁 3g。浓缩粉剂,每日 12g,分早晚 2 次开水服。用 1 个月。

【病例六】

隐匿性肾病。患者双下肢水肿原因待查,另伴有双肺间质性肺炎及高血压
病,因下肢水肿住院治疗,使用利尿药近半年,但水肿始终不愈。图 7-1-8 是初
诊时的舌象照片。

处方:党参 10g,生白术 10g,茯苓皮 30g,肉桂 10g,柴胡 10g,陈皮 6g,厚朴
6g,炒鸡内金 15g,炙黄芪 10g,肉苁蓉 15g,冬瓜仁 15g,桃仁 10g,炒杏仁 10g,生
麦芽 15g,枳壳 10g,川牛膝 10g,枸杞子 15g,生地黄 10g,炙甘草 6g,大黄 6g(后
下)。共 6 剂,水煎服,日 1 剂,2 次分服。

1 周后复诊,下肢水肿大减,行走有力,舌象转变明显。上方再用 1 周。图
7-1-9 是治疗 1 周后的舌象。该患阴阳气血俱虚,中焦运化失常,此等久病加之
高龄,从保护胃气入手治疗是正确的途径。患者由上方加减治疗月余,水肿完全
消失。从治疗 1 周后的舌象可以看出不仅黄白厚腻苔退却,舌中线也基本恢复
居中的位置。

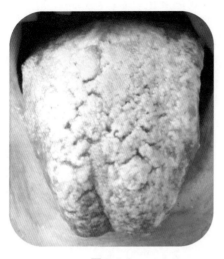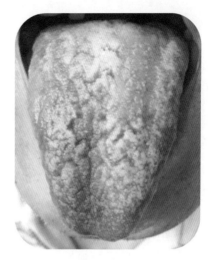

图 7-1-8　　　　　　　　　　　　　　图 7-1-9

第二节　膀 胱 直 肠

膀胱直肠在舌根下焦区域。

【病例一】

膀胱直肠癌。患者以左侧腰痛来诊,据舌询问其下焦病史,述有膀胱直肠癌,并已经化疗,患者有腹部不舒。看图 7-2-1 上标示的舌根处的小凸起。心阳亏虚,不能温煦下焦致下焦阴寒瘤结形成。

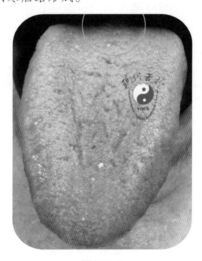

图 7-2-1

处方：生薏苡仁 3g，冬瓜仁 1g，桃仁 1g，肉桂 0.5g，薄荷 1g，黄精 1g，白术 1g，枳壳 1g，川牛膝 1g，生牡蛎 3g，延胡索 1.5g，制附子 1g，甘草 1g。浓缩粉，每次 6g，日 2 次。并同时给予针灸治疗腰痛，1 周后复诊，腰痛及腹部不适均明显好转。

【病例二】

直肠癌术后复发的患者，该患舌根部呈现不规则高起如图 7-2-2 中蓝圈所示，只要见到这种舌象，都要考虑恶性疾病的可能。患者直肠癌手术后 2 年复发，现进行西医治疗，但希望从中医这里获得一些帮助。患者心烦易怒，大便偶有不畅，便中偶带血丝。

处方：薄荷 1.5g，三棱 1g，莪术 1g，灵芝 1g，生薏苡仁 3g，肉桂 1g，生牡蛎 3g，仙鹤草 3g，白术 1g，麦冬 1g，怀牛膝 1g，生地黄 1.5g，甘草 1g。浓缩粉，每次 5g，日 2 次，开水冲服。1 周后复诊，腹部舒适，上方续服用 2 周。

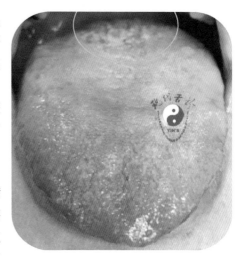

图 7-2-2

【病例三】

膀胱癌。图 7-2-3，舌根部红圈所示为膀胱癌反映区所在。患者的整个舌象及舌苔缺乏生机。

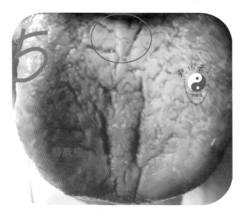

图 7-2-3

【病例四】

痔疮伴便秘。图7-2-4舌象红圈所示后根的高起为痔疮的对应位置。看其后根右侧舌苔厚腻偏黄,这是便秘的象。蓝圈所示为乾位(参见第十一章),大肠所在。在痔对应区所在的位置,也有可能出现膀胱和前列腺的病变的反应,若伴有乾位的厚腻苔,一般考虑为痔疮,可以通过问诊加以区别。另外注意该舌舌中线稍左移,也是肺与大肠气机壅滞的象。

处方:黄芪3g,薄荷1g,杏仁1g,制大黄1g,生薏苡仁3g,陈皮1g,黄连0.5g,赤小豆3g,当归1g,太子参1g,生龙牡各2g。浓缩粉,每次5g,日2次,开水冲服,1周量。1周后大便通顺,无肛门疼痛,上方再服1周以巩固。

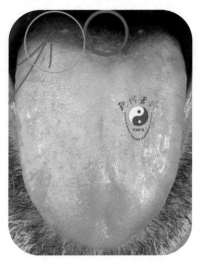

图7-2-4

【病例五】

痔疮。有痔疮的患者舌象(图7-2-5)常见,大家只要在舌根处观察一下,不难发现痔之所在。该患者同时有颈肩痛,胃肠不舒,心悸等。以当归赤豆散、薏苡附子败酱散及大黄牡丹皮汤加减。

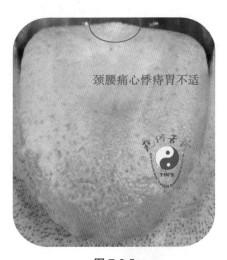

颈腰痛心悸痔胃不适

图7-2-5

处方:制大黄、牡丹皮、桃仁、冬瓜仁、炒槟榔、薄荷、栀子各 1g,制附子 0.5g,生薏苡仁 3g,川牛膝、枳壳、白术、甘草各 1g,赤小豆 3g。浓缩粉,每次 6g,日 2 次,开水冲服。

【病例六】

痔。图 7-2-6 是一个痔疮伴胃痛、焦虑、颈肩背痛的患者的舌象。图中舌根白色圈所示即为痔疮的对应区。

处方:赤小豆、生薏苡仁各 3g,桂枝、五味子、百合、白术、薄荷、川牛膝、枳壳、炙甘草、陈皮、当归、生姜各 1g。浓缩粉,每次 6g,日 2 次,开水冲服,服 2 周。

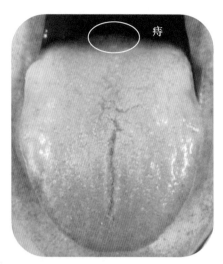

图 7-2-6

第三节 回肠结肠

【病例一】

节段性回肠炎的患者舌象(图 7-3-1)。大小肠显形:可见中焦中线的裂纹,中下焦的高起及下焦的白腻苔,均提示胃肠道病变,该患日泻 10~20 次,水样,偶

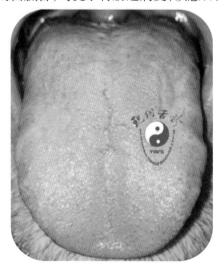

图 7-3-1

带脓血,日服用泼尼松 40mg。

处方:党参 15g,白术 12g,茯苓 12g,山药 15g,薏苡仁 30g,陈皮 6g,防风 6g,炒白扁豆 12g,土茯苓 15g,黄连 5g,吴茱萸 5g,乌梅 8g,木香 6g,当归 6g,甘草 6g。浓缩粉剂,每次 5g,日 2 次,开水冲服。取 2 周量。

2 周后复诊,大便日 2~3 次,已成形,无脓血,泼尼松日服 5mg。效不更方,再用 2 周。2 周后复诊,大便日 1~2 次,泼尼松已停。上方小量服用 1 个月(日服 6g),以巩固疗效。

【病例二】

大肠息肉舌象(图 7-3-2)。患者男,40 岁,初诊 2017 年 6 月 2 日,患腹痛,查出家族性多发性腺瘤息肉病,医院建议手术切除大部分大肠,患者拒绝,寻中医治疗。

处方:柴胡、杏仁、炙甘草、白术、党参、半夏、桂枝、白芍、莪术、生姜、茯苓、白豆蔻、厚朴、竹茹、乌梅、黄连、干姜、山药、大枣、牵牛子各 1g,皂角 0.2g,生薏苡仁 3g。浓缩粉,每次 7g,日 2 次,开水冲服。

2017 年 7 月 4 日复诊,看治疗后舌象图 7-3-3,黄腻苔完全消失。患者服药后无腹痛,上方再用 1 个月。

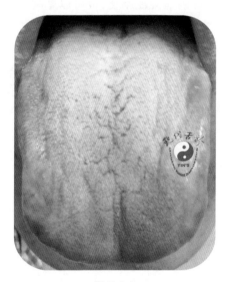

图 7-3-2

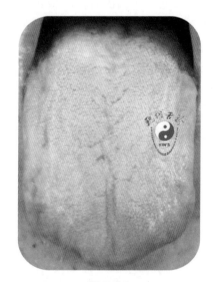

图 7-3-3

【病例三】

高尿酸血症。上文病例二患者曾于 2016 年 9 月 29 日因急性左踝关节疼痛

2天就诊,家庭医生诊为痛风、高尿酸血症,不能行走。查体见左脚踝关节外侧红肿热,舌象(图7-3-4)为舌质淡胖,苔薄白黄腻,是为阳虚湿郁,湿郁化热。治以温阳化湿清热。

处方:制附子、制大黄、陈皮、半夏、杏仁、白术、萆薢、桂枝、川牛膝各1g,土茯苓、薏苡仁各3g。浓缩粉,每次8g,日2次。黄花菜每日15g水煎代茶。针刺右手阳谷穴,针进痛减,患者自述感觉患处如同气球撒了气一样。患者经过1周的治疗,恢复工作。

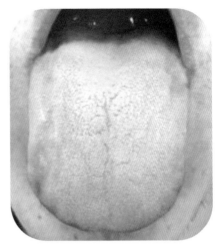

图7-3-4

附:高尿酸血症

尿酸是人类嘌呤化合物的终末代谢产物,嘌呤代谢紊乱导致高尿酸血症。高尿酸血症的舌象主要表现为阳虚湿浊不化,阴积成形,及郁久化热的病机。临床上可见不同病机阶段的患者就诊,既可以是阳虚湿浊不化,也可以是湿热蕴结,血热血瘀。但本病的本质是阳虚为患。凭舌查机,不难区分患病不同阶段的病机。注意在诊查高尿酸血症时,不仅查舌的正面,还要查舌的两侧边缘及舌底,观察舌底脉络是否有扩张,特别是小的脉络扩张瘀血,对于诊查高尿酸血症有重要意义。舌质可以是淡白,也可以红而暗;舌苔可以是薄白、薄白腻,也可以是黄腻;舌的侧面可见迂曲的小络脉及细小的裂纹。图7-3-5、图7-3-6就是湿郁化热、血热血瘀的高尿酸血症的舌象。

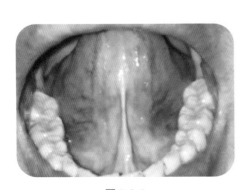

图7-3-5

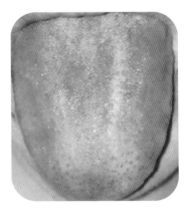

图7-3-6

【病例四】

患者结肠癌手术后,仍有腹部胀满不舒,大便不调。注意手术切口与舌上裂纹(图 7-3-7)的对应关系。另外,其下焦舌根处,仍然高起,患者仍然有再次发生结肠癌的可能。舌中的大裂纹亦与胃病有关。

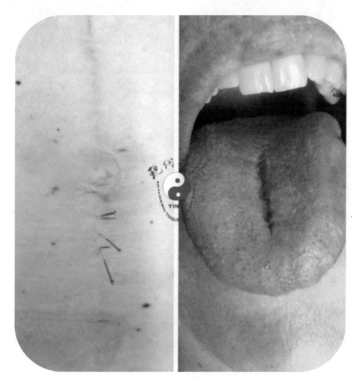

图 7-3-7

处方:柴胡、白芍、薄荷、枳壳、川牛膝、桃仁、竹茹、生地黄、甘草各 1g,牛蒡苡仁 3g,肉桂 0.5g。浓缩粉,每次 5g,日 2 次,开水冲服。服 1 个月。

【病例五】

溃疡性结肠炎。2015 年 6 月 20 日就诊,孕 3 周,腹痛大便带血,有溃疡性结肠炎病史,伴有腹胀、头痛。舌象如图 7-3-8 所示。

处方:柴胡、黄芩、半夏、党参、大枣、生姜、赤石脂、地榆炭、白头翁、秦皮、干姜、白芍各 1g,仙鹤草 2g。浓缩粉剂,每次 5g,日 2 次,开水冲服。1 周量。

2015 年 7 月 1 日二诊,大便带血停止,仍遗留小腹疼痛,予当归芍药散:当归 1g,川芎 1g,白芍 3g,白术 1.5g,茯苓 1.5g,泽泻 2g。日服 10g,3 日量,开水冲服。尽剂而愈。

2016 年 1 月 7 日,患者因阴道流血来诊,舌图如 7-3-9。

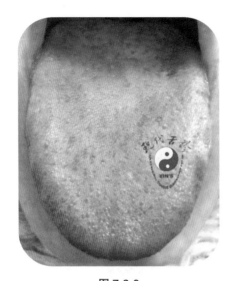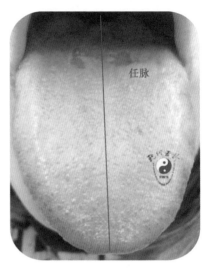

图 7-3-8 图 7-3-9

虑其早产,与下方养血凉血,清利湿热,益气健脾,止血固胎。

处方:熟地黄 5g,当归 4g,川芎 1g,白芍 2g,地榆炭 3g,血余炭 3g,山茱萸 2g,川连 1g,山药 3g,太子参 3g。浓缩粉剂,70g,早晚各 5g,服用上方 2 天流血即止,再服 1 天,余药停服。足月顺产一女婴。

【病例六】

结肠息肉切除术伴前列腺肥大。初诊于 2018 年 6 月 10 日,患者因下腹痛、小便余沥不尽、鼻塞流涕来诊。去年行大肠息肉切除术,有前列腺肥大及花粉症。舌象(图 7-3-10)显示脾肾阳虚,下焦湿浊蕴结,肝肺郁滞,脾胃运化失常。

处方:制附子、炒杜仲、川牛膝、枳壳、炒槟榔、陈皮、半夏、辛夷、白术、石菖蒲、厚朴、党参、白芥子、泽泻各 1g,生薏苡仁、益智仁各 2g。浓缩粉,每次 7g,日2 次。连用 2 周。上面是治疗前(图 7-3-10)后(图 7-3-11)的舌象变化。

该患者共连续服药 6 周。可以看出服药后下焦的白黄腻苔完全消失。患者的下腹部疼痛不适及小便余沥不尽等症状均消失。鼻塞流涕亦基本消失。

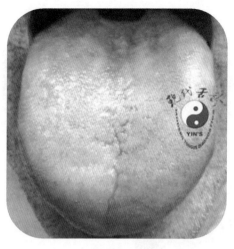

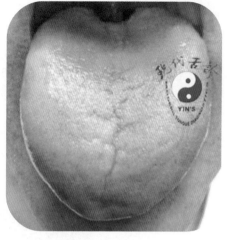

图 7-3-10 图 7-3-11

【病例七】

腹泻伴湿疹。患者因腹泻伴湿疹就诊,查舌(图 7-3-12)见右舌偏大,伴有白腻苔。

处方如下:炒杏仁 2g,炒白术 1g,炒白扁豆 2g,炒薏苡仁 3g,炒枳壳、党参、茯苓、炙甘草、炒杜仲、炒山药、陈皮、半夏各 1g。浓缩粉,每次 6g,日 2 次,开水冲服。1 周后复诊,腹泻止,湿疹明显减轻,舌象(图 7-3-13)显示腻苔明显减少,上方再用 2 周。

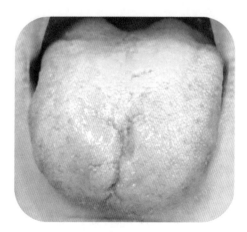

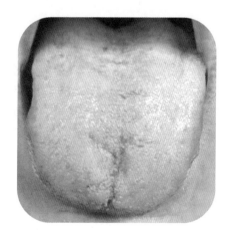

图 7-3-12 图 7-3-13

第四节 子宫卵巢

视频 9 子
宫肌瘤舌象

子宫卵巢位于舌根,子宫居中,卵巢位于两侧。子宫的位置与
膀胱直肠几乎重合。

【病例一】

多发子宫肌瘤。图 7-4-1 是患有 9 个子宫肌瘤的患者舌象。看图中红圈所示,
整个中下焦被这个增大的子宫所占据。这张图对于明确子宫的位置很重要。

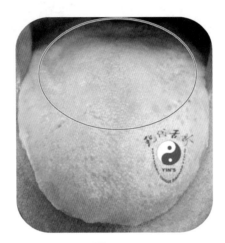

图 7-4-1

【病例二】

子宫肌瘤伴哮喘。右舌上焦区红圈所示
(图 7-4-2)裂纹为哮喘对应所在,根处的高起
为子宫肌瘤对应区。该舌呈现出典型的上虚
下实象。

处方:太子参 3g,百合 1g,桃仁 1g,白芍
1g,陈皮 1g,姜半夏 1g,生薏苡仁 3g,冬瓜仁
1g,炙甘草 1g,肉桂 1g。浓缩粉,每次 5g,日
2 次,开水冲服。

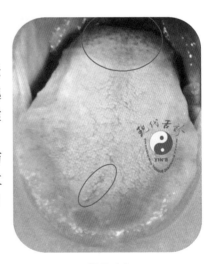

图 7-4-2

【病例三】

子宫肌瘤伴月经不调。据舌象（图 7-4-3）下焦的黄腻苔，推测该患还应该有大便的问题及妇科炎症，患者证实有大便不畅。

处方：桂枝 1g，茯苓 1.5g，白芍 1g，牡丹皮 1g，桃仁 1g，生薏苡仁 3g，冬瓜仁 1g，薄荷 1g，制大黄 1g，补骨脂 1g，肉桂 1g。浓缩粉，每次 5g，日 2 次，开水冲服。

【病例四】

子宫切除。患者因为子宫下垂而子宫全切，子宫区完全凹陷，如图 7-4-4 红圈所示，这是肾气亏虚象。因左舌偏大，治疗时还要疏肝解郁。

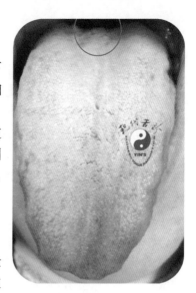

图 7-4-3

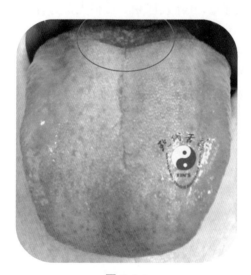

图 7-4-4

处方：柴胡 1g，桃仁 1g，补骨脂 1g，熟地黄 3g，山茱萸 1g，菊花 2g，肉桂 1g，枸杞子 1g，丹参 1g，炙甘草 1g。浓缩粉，一次 5g，日 2 次，开水冲服。

【病例五】

子宫切除后,舌后根仍高(图 7-4-5)。该舌下焦高凸表现为实邪瘀阻。该患者还伴有膝痛、甲状腺功能减退、眠差、结肠息肉等症。其结肠息肉于 2010 年手术取出。患者因子宫内膜异位症而将子宫全切,但是其子宫区仍然呈现出高凸,为实邪瘀阻之象,病因未除也。

处方:薄荷、白术、陈皮、法半夏、炒杏仁、肉桂、桃仁、莪术、竹茹各 1g,生薏苡仁 3g。浓缩粉,一次 5g,日 2 次,开水冲服。

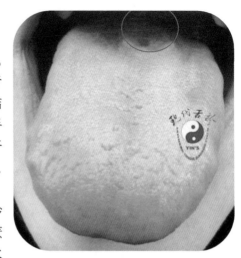

图 7-4-5

【病例六】

子宫切除后舌后根凹陷(图 7-4-6)。患者患有高血压、高血糖、肾结石,曾因子宫肌瘤切除子宫及卵巢,并伴夜尿频。舌根大凹为肾气亏虚严重之象。予金匮肾气丸加味。

处方:制附子、肉桂、山茱萸、山药、苍术、白术、枳壳、炙甘草、生姜各 1g,炒杜仲、金钱草、熟地黄各 3g,益智仁 2g。浓缩粉,每次 7g,日 2 次,用 2 周。2 周后复诊,夜尿频明显减轻,上方再用 2 周。

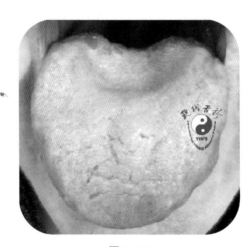

图 7-4-6

【病例七】

卵巢囊肿。图 7-4-7 舌象舌后根高起，白腻苔，舌边有齿痕，为脾肾阳虚象，同时伴肝郁气滞。

处方：制附子 1g，桂枝 1g，当归 1g，生薏苡仁 3g，砂仁 1g，党参 1g，竹茹 1g，白豆蔻 1g，陈皮 1g，法半夏 1g，桃仁 1g，茯苓 1g，皂角 0.3g，莪术 1g。浓缩粉，一次 5g，日 2 次，开水冲服。

注意：子宫肌瘤一般凸起出现在舌根的后部中央。卵巢囊肿一般凸起出现在舌根的两侧，本例是特例。

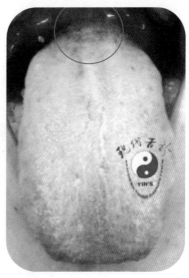

图 7-4-7

【病例八】

子宫肌瘤伴甲状腺功能减退。患者因头痛、焦虑、胃肠不舒就诊。看舌象图 7-4-8，舌拘急不舒，上焦区红色呈箭头形，甲状腺区域偏凹，明显的肝郁气滞化火之象；中下焦白腻苔为脾肾阳虚。治宜清上温下，疏肝解郁。

处方：柴胡 1g，生龙牡各 2g，薄荷 1g，党参 1g，干姜 1g，炒杜仲 1g，白术 1g，炒薏苡仁 2g，小茴香 1g，淫羊藿 2g。浓缩粉，一次 6g，日 2 次，开水冲服。

1 周后回诊，舌象（图 7-4-9）明显改善，箭头形消失，舌尖淡红色，舌体舒缓，白腻苔基本消退。症状几乎完全消失。上方小剂量再用 1 个月。

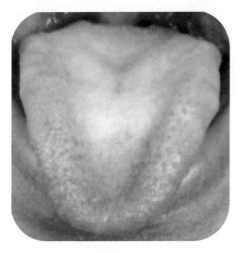

图 7-4-8

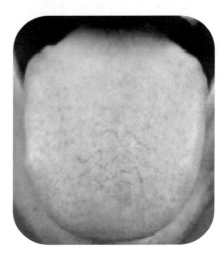

图 7-4-9

【病例九】

多囊卵巢。图 7-4-10 舌象舌后根两侧高起,这个舌象呈现出上热下寒、肝郁气滞的象。

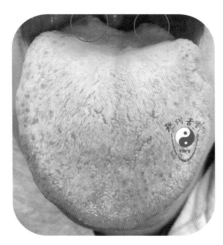

图 7-4-10

处方:柴胡 1g,牡丹皮 1g,薄荷 1g,生薏苡仁 3g,冬瓜仁 1g,桃仁 1g,竹茹 1g,肉桂 1g,熟地黄 2g,黑丑 1g,炙甘草 1g。浓缩粉,一次 5g,日 2 次,开水冲服。

【病例十】

多囊卵巢患者舌象(图 7-4-11)。舌后根两侧的高起,舌中间的裂纹,剥苔,齿痕,均显示阴阳两虚的象。

处方:柴胡 1g,生麦芽 3g,生地黄 1g,肉桂 1g,当归 1g,桃仁 1g,党参 1g,白术 1g,炙甘草 1g,山茱萸 1g。浓缩粉,一次 5g,日 2 次,开水冲服。

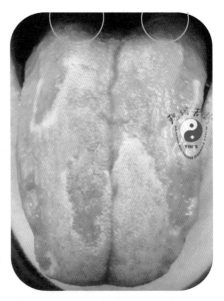

图 7-4-11

【病例十一】

左侧卵巢切除。图 7-4-12 是一个翘膀舌,病机为肝血虚,肝气上冲,及肾水亏。症状则上见急躁易怒,眠差,头晕头痛,目涩眼花及颈部不适;中则肝气横逆,可以见胃强脾弱肝胃不和等;下则见腰酸腿疼,性功能减退,月经异常等。图中红圈所示的左后根的凹陷为左侧卵巢切除后舌象反应。

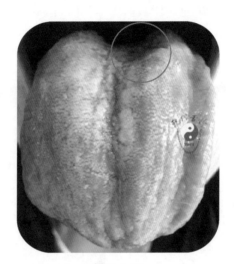

图 7-4-12

第五节 前 列 腺

前列腺疾病在舌上很难与痔相区分,需要借助于问诊。其位置与直肠前后重叠。膀胱的位置要略微靠上一点,但也是常常重叠。

【病例一】

前列腺钙化。一个心脏肌桥的患者,第五章第二节讲心脏疾患时有过一张舌象。查舌(图 7-5-1)知其下焦前列腺有问题,其后患者证实为前列腺有钙化,见

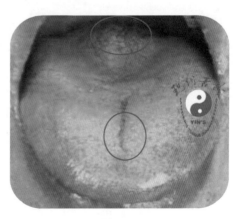

图 7-5-1

下焦的红圈所示。其病机为心阳亏虚,不能下温,致使下焦寒凝血瘀。

【病例二】

前列腺增生。主诉:排尿不畅,性功能障碍。图7-5-2绿圈所示为患者的前列腺肥大显形在舌上的反映。注意这个舌根凸起上的裂纹,这是一个肾气外散不能内收的象。心区同样有裂纹,同样是有心气外散,其根本病机还是心阳亏虚不能下温。舌边饱满是为肝郁气滞。

处方:柴胡1g,生地黄3g,肉桂1g,生薏苡仁3g,炒槟榔1g,制大黄1g,白术2g,车前子1g,枳壳1g,川牛膝1g,续断1g,甘草1g,竹茹1g。浓缩粉,每次5g,日2次,开水冲服。患者治疗1周后下焦的白腻苔明显减轻(图7-5-3)。

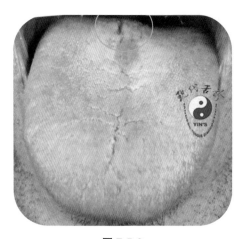

图 7-5-2

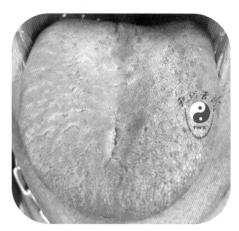

图 7-5-3

第六节　女性下焦炎症

【病例一】

阴道炎。图7-6-1舌象下焦的湿腻苔,常考虑妇科炎症。这是一个真菌性阴道炎的患者,红圈所示,下焦可见湿腻苔,伴有明显肝郁气滞之象。

处方:蛇床子1g,苦参1g,土茯苓3g,泽泻1g,肉桂0.5g,薄荷1g,陈皮1g,制半夏1g。浓缩粉,每次5g,日2次,开水冲服。外用蛇床子洗剂。1周后瘙痒消失,原方续用1周。

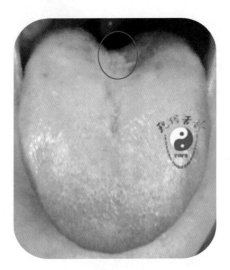

图 7-6-1

【病例二】

阴道炎。阴道炎伴左侧鼻孔堵塞,白带量过多,看其舌象下焦的湿腻苔
(图 7-6-2)。

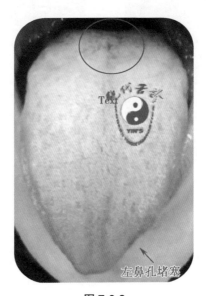

图 7-6-2

【病例三】

阴道炎。白腻苔以舌根部为重（图 7-6-3）。

处方：苍术 1g，白术 1g，厚朴 1g，白豆蔻 1g，蛇床子 1g，茯苓 2g，泽泻 1g，肉桂 1g。浓缩粉，每次 6g，日 2 次。外用蛇床子洗剂。使用 1 周。

【病例四】

慢性膀胱炎。图 7-6-4 红圈所示为膀胱炎所波及的区域。膀胱区覆盖黄厚腻苔，把这层苔祛了，这病也就差不多好了。我们由这个舌象可以看到膀胱的中心点并不

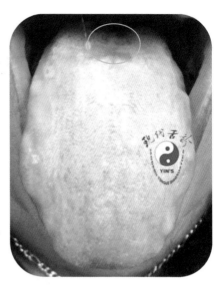

图 7-6-3

在舌根的最下边。患者女，于 2017 年 7 月 8 日就诊，主诉为下腹拘急不舒，小便不畅，有反复发作的膀胱炎病史，2 周前膀胱炎发作，用西药抗生素后有好转，但仍旧有下腹及尿道不舒，欲求中药治疗。

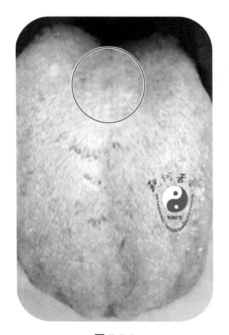

图 7-6-4

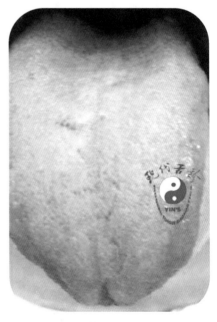

图 7-6-5

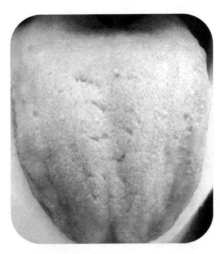

图 7-6-6

处方:柴胡 1g,陈皮 1g,制半夏 1g,制大黄 1g,炒槟榔 1g,白术 1g,苍术 1g,车前子 1g,肉桂 1g,生薏苡仁 3g,茯苓 2g,泽泻 1g,猪苓 1g,炙甘草 1g。浓缩粉,每次 5g,日 2 次,开水冲服。1 周量。2017 年 7 月 17 日复诊,患者小腹拘急症状大减,舌根部黄腻苔亦见减轻(图 7-6-5)。前方再用 2 周,诸症消失。2017 年 7 月 31 日复诊的舌象(图 7-6-6),可以见到黄腻苔已祛。

【病例五】

尿路感染。舌象图(图 7-6-7)红圈所示,就是炎症区域。尿路感染的舌象与阴道炎的舌象还是有些不同,虽然病在同一个位置,阴道炎的舌象以腻苔为主,而尿路感染的舌象有红色或者红点在尿路区出现。

处方:通草 1g,车前子 1g,萹蓄 1g,白头翁 2g,瞿麦 1g,滑石 1g,当归 1g,生薏苡仁 3g,冬瓜子 1g,甘草 1g。浓缩粉,每次 5g,日 2 次,开水冲服。1 周量。药尽症除。

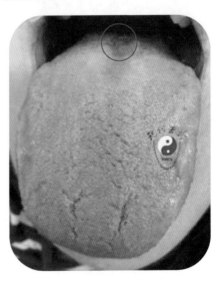

图 7-6-7

第七节　阴囊与睾丸

【病例一】

　　睾丸积液。患者主诉睾丸积液近半年,其舌象表现舌根部两侧的隆起(图 7-7-1),即为积液的睾丸象。这个舌根两侧的隆起与卵巢囊肿的隆起(图 7-7-2)是一样的位置。

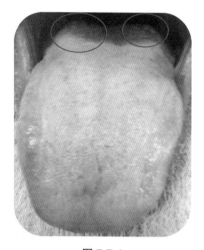

图 7-7-1

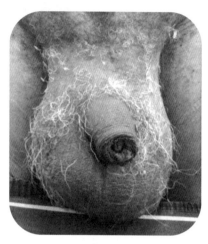

图 7-7-2

　　处方:桂枝、茯苓、泽泻、白术、猪苓、炒杜仲、党参、苍术、炙甘草、生姜、川牛膝、桃仁各 1g,浓缩粉,每次 7g,日 2 次,开水冲服,服2 周。

【病例二】

　　阴囊水肿,皮肤过敏。该患者舌象舌根两侧睾丸对应区明显隆起(图 7-7-3)。其主要病机是脾肾阳虚,水湿不得蒸化升腾,而成阴囊水肿。该患同时伴有上焦郁热,肺失宣降及肝郁脾虚,中焦脾胃升降失常失其斡旋之职。这两例也证实了阴囊睾丸在舌上的位置与卵巢是一样的。

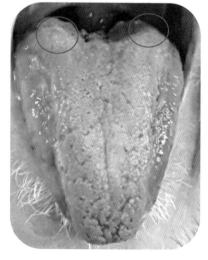

图 7-7-3

第八节　性功能障碍与遗尿

【病例一】

阳痿。患者以阳痿为主诉,查舌(图 7-8-1)见中下焦凹陷伴有白腻苔,乃脾肾阳虚之象,右下舌根隆起,是为局部气血瘀滞。

处方:淫羊藿、巴戟天各 3g,陈皮、法半夏、炒杏仁、制大黄、肉桂、白术、砂仁、炙甘草、枳壳、生姜各 1g。浓缩粉,每次 7g,日 2 次,开水冲服,连用 2 周。2 周后复诊,阳痿明显好转,上方再用 1个月。

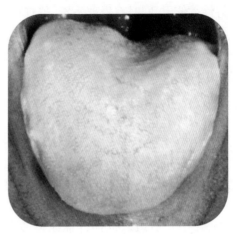

图 7-8-1

【病例二】

阳痿、前列腺肥大。图 7-8-2 与图 7-8-3 均为阳痿伴前列腺肥大的患者的舌象,舌象下焦凹陷,伴有小的隆起,均呈现出脾肾阳虚之象。下面是图 7-8-2所示患者的处方。

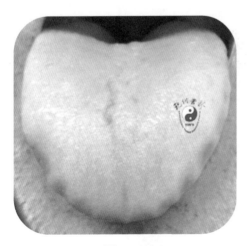

图 7-8-2

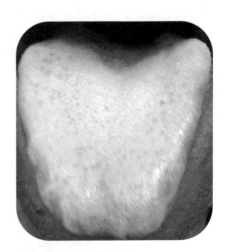

图 7-8-3

处方:淫羊藿、炒杜仲、炒薏苡仁各 3g,白术、砂仁、生姜、茯苓、川牛膝、枳壳、炙甘草各 1g。浓缩粉，每次 7g，日 2 次，开水冲服，连用 2 周。

【病例三】

性欲低下伴胃部不舒。患者女，主诉性欲低下，同时有胃部不舒，曾有双侧乳房隆起手术史及左前颅开颅手术史。舌象（图 7-8-4）示舌中线明显凹陷及大的裂纹，舌尖较平，两侧隆起。脾气肾气均大亏，伴有肝郁气滞，及肺失宣降。宜益肾健脾，疏肝解郁，宣降肺气。

处方：炒杜仲 3g，菟丝子 2g，小茴香 1g，白术 3g，党参 1g，郁金 1g，丹参 1g，炒杏仁 2g，炒山药 1g，炒枣仁 3g，炙甘草 1g。浓缩粉，每次 6g，日 2 次，开水冲服。1 个月后患者反馈性欲明显改善，该患还在治疗中。

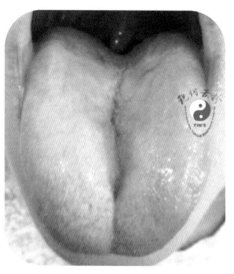

图 7-8-4

【病例四】

遗尿。10 岁男童，遗尿舌象如图 7-8-5，针灸引火归原。

针灸处方：巨阙、中脘、关元、内关、三阴交，针入穴位，得气后留针 20 分钟，不行针，每周针 2 次，共治疗 6 次，遗尿消失。

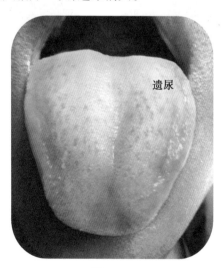

图 7-8-5

第八章

皮肤病舌象

本章主要谈常见皮肤病在舌上的表现。所有的皮肤病都是脏腑气血阴阳失调的外在表现。虽说肺主皮毛，但实际上皮肤疾病的发生与五脏六腑的功能失常均有关系。致病因素既有外感六淫，亦有七情内伤，及其它的物理因素。

第一节 湿 疹

湿疹是临床上常见的皮肤疾患，因为西药的效果不理想且激素的副作用较大，而中医治疗的疗效可靠，因此寻求中医治疗湿疹的患者占皮肤疾病患者很大的比例。

一、湿 疹

【病例一】

患者女，12 岁，自幼患湿疹(图 8-1-2)，干燥，痒，搔抓则渗血，舌上出现许多的高起小颗粒，如同沙子，也可以称为砂粒舌(图 8-1-1，湿疹日久或者银屑病日久的患者易于出现)。既有脾虚生湿，又有血热血瘀。治宜健脾祛湿，凉血化瘀。

处方：丹参 1g，牡丹皮 1g，白鲜皮 3g，夜交藤 3g，地肤子 3g，生地黄 3g，白芍 1g，甘草 1g，薄荷 1g，白术 1g，黄精 1g。浓缩粉，每次 5g，日 2 次，开水冲服。1 周量。

1 周后患者再诊，瘙痒明显减轻，上方续服 1 个月。

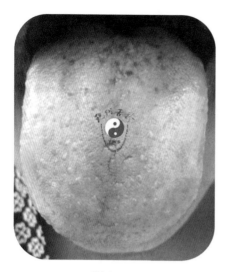

图 8-1-1

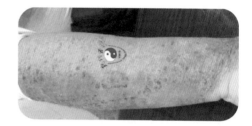

图 8-1-2

【病例二】

幼儿湿疹。男孩 7 岁,自幼患湿疹,皮肤干燥。舌象(图 8-1-3)为舌质红,上有许多散在高起小点,薄白苔,是一个气分郁热的舌象,伴有脾虚。治疗以清宣气分、健脾祛湿为主。

处方:金银花、连翘、浮萍、当归、黄精、牡丹皮、白术、茯苓、甘草各 1g。浓缩粉,每次 4g,日 2 次,开水冲服。2 周量。药后皮肤干燥明显好转,上方续服 1 个月。

【病例三】

患者周身湿疹偏干燥,白腻苔,舌尖一小片红色小点(图 8-1-4),是一个脾肾阳虚、湿浊

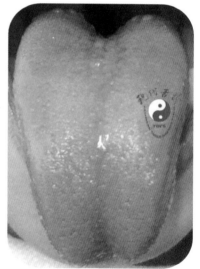

图 8-1-3

内生的象,同时伴有上焦郁热,在健脾补肾的同时,要加上清透上焦的药物。

处方:薄荷 1.5g,浮萍 1g,白术 3g,丹参 1g,炒杜仲 3g,川牛膝 1g,枳壳 1g,茯苓 1g,半夏 1g,甘草 1g。浓缩粉,每次 5g,日 2 次,开水冲服。

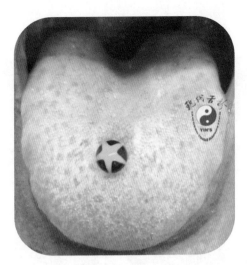

图 8-1-4

【病例四】

图 8-1-5 舌象病机为湿浊内盛,中焦瘀滞,肝血不足,上焦郁热,下焦气化失常。该舌舌中隆起,伴白腻苔,湿浊不化,苍术较宜,因苍术发散且有运脾之功。

处方:苍术 1g,香附 1g,陈皮 1g,法半夏 1g,厚朴 1g,薄荷 1g,肉桂 0.5g,甘草 1g。浓缩粉,每次 5g,每日 2 次。开水冲服,2 周量。2 周后复诊,湿疹好转,上方加焦三仙各 1g,再用 2 周,湿疹基本消失。

【病例五】

湿疹治疗舌象前后变化。患者于 2017 年 11 月 9 日初诊,全身湿疹,头面部最重,遇冷加剧,伴有便秘。治疗前后舌象如图 8-1-6、图 8-1-7。

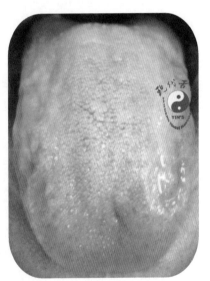

图 8-1-5

处方:薄荷 1g,浮萍 1g,白术 2g,炒薏苡仁 2g,肉桂 0.5g,生姜 1g,连翘 0.5g,制大黄 1g,茯苓 1g,陈皮 1g,半夏 1g,麻黄 0.5g。按上述比例配浓缩粉 70g,每日 10g,分早晚 2 次服。

1 周后复诊,舌根腻苔基本消失,舌质红变为淡红,头面部湿疹也基本消失,患者信心大增,主动要求半个月剂量。由治疗 1 周后的舌象可以看出白腻苔明显减少。

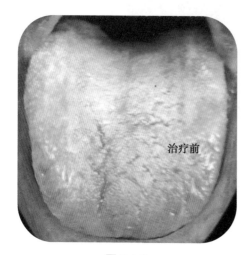
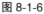

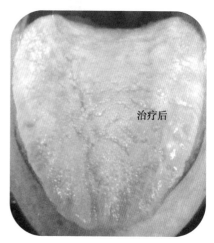

图 8-1-6

图 8-1-7

二、湿疹及半夏线

关于半夏线(图 8-1-8 中白圈所示),其病理机制是肝郁气滞,脾虚湿浊不化。下面简单回顾一下该线的来历。傅松元 1874 年于《舌胎统志》中写道:"淡红舌两边白沫白涎,为相火之动,寒为在经之邪,温热为初犯膜原,咽干者劳心恚怒,面赤者感冒风温"。曹炳章于 1920 年出《辨舌指南》最早明确地描述了半夏线的形态及机理:"故气郁之证,苔边整齐如石阶之起边线,线内有苔,线外无苔,但红边而已,若气化则布散,由密而疏散,则不似斩然齐一边矣。故苔有边齐如斩者,皆气聚也,有积滞抑郁者也"。国医大师朱良春先生对此也进行了描述:舌边白涎是在舌的两侧边缘约5mm 处,各有一条白涎凝聚而成的线索状泡沫带,由舌尖的两侧向内延伸可达寸许,清晰可见,不难辨认。有因患者言语、饮食顿可消失者,但静候片刻即可复出。朱良春老师指出:"舌边白涎乃痰湿凝阻,气机郁结之征也,虽见之于舌,若

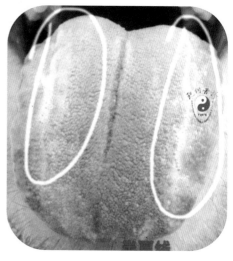

图 8-1-8

审其内,证自可见"。临床上朱师常以此为痰气郁结之征,以豁痰渗湿、调气开郁之法辨证论治,屡屡获效。其后黄煌老师又名之为半夏线,吾亦从之。该线产生的病机为肝郁气滞,脾虚水湿不化。

治疗原则:疏肝解郁,健脾化湿。图8-1-8舌象患者以半夏厚朴汤合逍遥散加减治疗而愈。

第二节 银 屑 病

【病例一】

双肘及后枕部银屑病。舌象主要是观察舌象上皮损的位置与银屑病所在位置的关系,舌上焦区边缘部分也是上肢的区域,如图8-2-1所示。其病机为胆及胃、大肠蕴热,脾肾阳气亏虚。

处方:土茯苓3g,肉桂、白术、赤芍、牡丹皮、柴胡、甘草、地肤子、川牛膝、炒杜仲各1g。浓缩粉,每次7g,日2次,开水冲服,连用1个月。

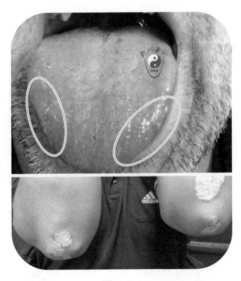

图 8-2-1

【病例二】

双肘膝银屑病。图8-2-2舌象为舌质红,下焦区薄腻苔,舌面上的凸起红点如同砂粒舌。注意这个舌象还有左侧舌尖高凸的象,为肝气上冲的象,也伴有大肠气机郁滞。

处方：生牡蛎、土茯苓、薏苡仁各3g，丹参、牡丹皮、川牛膝、车前子、枳壳、甘草、党参、白术、赤芍、茵陈、火麻仁、茯苓各1g。浓缩粉，每次7g，日2次，连用2周。2周后复诊，皮损明显减轻，上方再用1个月。

【病例三】

舌质淡红，边有齿痕，舌尖稍红（图8-2-3），证属脾肾阳虚，肝血不足，湿郁化热。看图8-2-4，患者的皮肤状况。

处方：土茯苓、萆薢、薏苡仁各3g，丹参、当归、黄精、白术、茵陈、肉桂、党参、车前子、炙甘草、生杜仲各1g。浓缩粉，每次7g，日2次，连用2周。

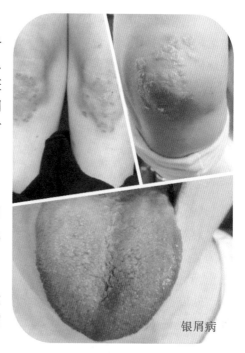

银屑病

图 8-2-2

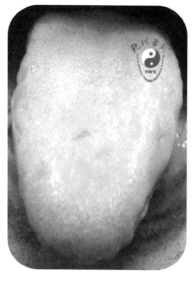

图 8-2-3

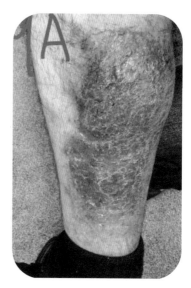

图 8-2-4

【病例四】

患者肥胖，舌象为裂纹舌，舌质较淡，舌尖一片红点（图8-2-5）。证属脾肾阳虚,肝肾阴虚同时并存,胃燥脾湿,气机严重郁滞,伴有上焦郁热。

【病例五】

患者 2018 年 6 月 24 日初诊,女,55岁,银屑病,晚上 7~9 点痒甚,伴腰痛,乏力,足冷,头痛,口疮。舌诊示上热下寒,中焦失于运化。治以清上热,运化中焦,引火归原。

处方:葛根 2g,薄荷 1g,甘草 1g,黄连 0.5g,瓜蒌 1g,焦三仙各 1g,炒杜仲 1g,生姜 1g,生龙牡各 1g,蒲公英 1g,怀牛膝 1g,续断 1g,白芍 1g。浓缩粉,每次 6g,连用 2 周。

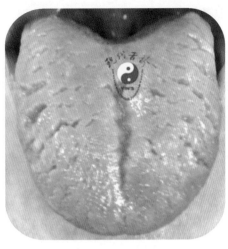

图 8-2-5

针刺:泻大陵(双),补中渚(双);补左复溜泻右束谷,补左大都泻右内庭;天突,巨阙,中脘,关元。

2018 年 7 月 11 日复诊,头痛口疮及腰痛均消失,银屑病明显变少,晚 7~9 点的痒甚未消失,上方再用 2 周。2018 年 8 月 8 日,银屑病基本消失,晚 7~9 点的痒甚亦消失。看图 8-2-6 上方舌象的舌尖红与其昨晚的烫伤有关。图 8-2-7

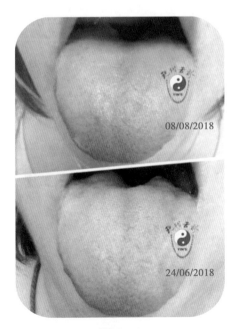

图 8-2-6

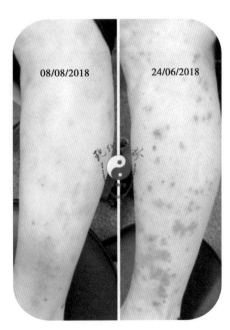

图 8-2-7

是治疗前后皮肤的变化。原方白芍换成赤芍 1g,1 周量。针法同上。

【病例六】

银屑病全身皮肤干燥脱屑。图 8-2-8 舌象为三阳俱热,营阴不足,要清热滋阴润燥,但要注意的是,清热时要顾护阳气。

处方:赤芍、牡丹皮、丹参 2g,炒杜仲、甘草、生地黄、肉桂、地肤子、白鲜皮、紫草各 1g。浓缩粉,每次 7g,日 2 次,开水冲服,连用 1 个月。

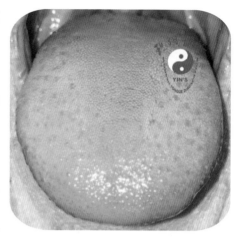

图 8-2-8

第三节 硬 皮 病

硬皮病发于右上肢上段外侧,图 8-3-1 为其舌象,图 8-3-2 为皮损的真实位置。舌象示脾肾阳虚,中焦失其运化,有胃燥脾湿的象,上焦心肺气虚。舌尖红,肝郁化火,心火上炎之象,这实际上也是情绪不畅的象,也常见于精神紧张。

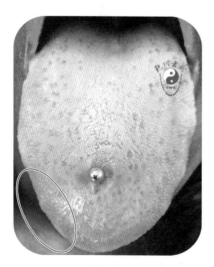

图 8-3-1

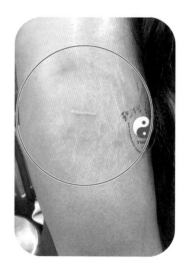

图 8-3-2

处方:太子参3g,当归1g,黄精1g,柴胡1g,薄荷1g,生龙牡各3g,竹茹1g,香附1g,赤芍1g,生薏苡仁3g,炒杜仲3g,白术1g,甘草1g。浓缩粉,每次7g,日2次,开水冲服。

第四节　红斑狼疮

面部红斑,伴有粉刺,舌象(图8-4-1)示血分热盛,肾气亏虚。这个舌上的红点要用凉血清热药来解。

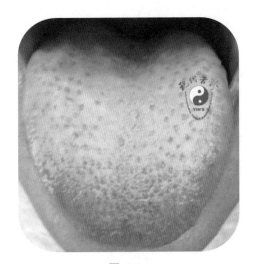

图 8-4-1

处方:赤芍1g,桑寄生1g,牡丹皮1g,连翘1g,白花蛇舌草1g,生地黄2g,炒杜仲2g,柴胡1g,香附1g。浓缩粉,每次6g,日2次,开水冲服。1周后显示面部粉刺及红斑减少,上方再用2周。

第五节　面部粉刺

一、面部粉刺

【病例一】

女性,28岁,以面部粉刺为主诉就诊。舌象(图8-5-1)上焦区饱满色红伴有大量小红点,中下焦薄白腻苔,为上热下寒,上焦热盛,中下焦阳气亏虚。清宣上焦,补脾肾,引火归原。

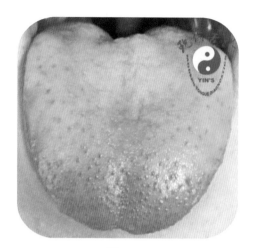

图 8-5-1

处方:薄荷 1g,连翘 1g,丹参 1g,白术 2g,熟地 2g,枳壳 1g,川牛膝 1g,浙贝 1g,肉桂 0.5g,甘草 1g。浓缩粉,每次 5g,日 2 次,连用 2 周。

【病例二】

患者,女,22 岁,主诉是面部粉刺。查舌(图 8-5-2)见舌质红,舌上有红点为三焦热盛、胃强脾弱之象。

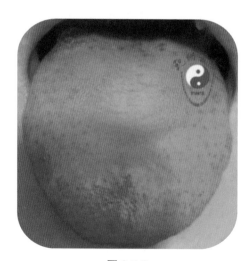

图 8-5-2

处方:薄荷、连翘、枇杷叶、黄芩、天花粉、大黄、厚朴、栀子、柴胡、赤芍、莲子心、桑寄生、牡丹皮、甘草、麦冬、白术各 1g,薏苡仁 2g。浓缩粉,每次 5g,日 2 次,开水冲服。该患者用药 1 个月后,面部粉刺基本消失。上方再用 1 个月巩固。

二、SAPHO 综合征

SAPHO 综合征主要是累及皮肤、骨和关节的一种慢性疾病。SAPHO 为下列 5 个英文单词的缩写,即滑膜炎(synovitis)、痤疮(acne)、脓疱病(pustulosis)、骨肥厚(hyperostosis)和骨髓炎(osteomyelitis)。该患者主要以面部粉刺来诊。患者舌象及面部皮肤表现如图 8-5-3、图 8-5-4。舌象示肝郁脾虚,胃燥脾湿,心气外散,肾气亏虚。

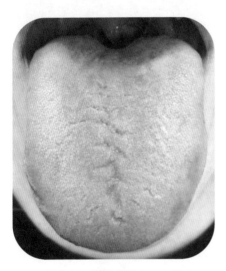

图 8-5-3

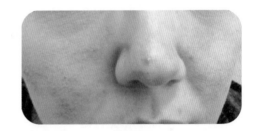

图 8-5-4

处方:柴胡 1g,郁金 1g,炒杏仁 1g,炙枇杷叶 1g,陈皮 1g,半夏 1g,百合 1g,五味子 1g,熟地黄 2g,炒杜仲 2g,炙甘草 1g。浓缩粉,每次 6g,日 2 次,开水冲服。

第六节　白　癜　风

风为木气所化主疏泄,肺司卫气主皮毛其色白,肾司五脏之精其色黑。肝失疏泄,肺卫失司,肾精失固,均可导致白癜风的形成。当然脾胃功能失调,也可以影响到其他脏腑的功能,也可出现白癜风。其常见舌象特点一是舌尖较平,二是舌面上可见或多或少的红色或者白色小点,也可有特别的白苔。下面来举例说明。

【病例一】

白癜风。该患舌象(图 8-6-1)显示患者的病机既有血分郁热,又有肝郁脾虚,下焦失于温化,湿浊内停。图 8-6-2 是该患者的局部白癜风的表现。

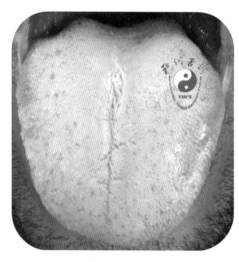

图 8-6-1

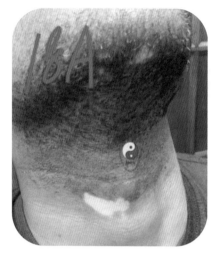

图 8-6-2

处方:薏苡仁 3g,赤芍、牡丹皮、丹参、白芷、补骨脂、茵陈、陈皮、半夏、香附、炒杜仲、甘草各 1g。浓缩粉,每次 7g,日 2 次,连用 4 周。

【病例二】

白癜风的舌象(图 8-6-3,图 8-6-4,图 8-6-5,图 8-6-6)。

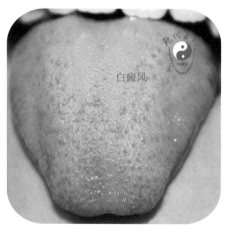

图 8-6-3

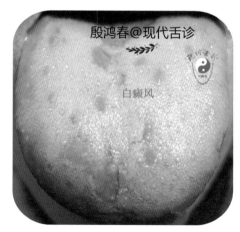

图 8-6-4

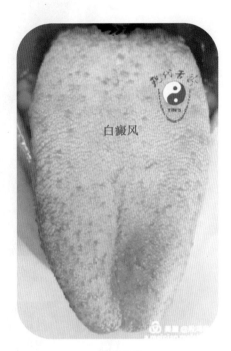

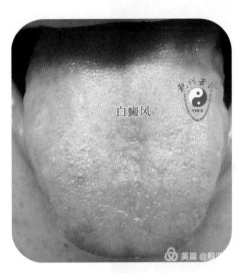

图 8-6-5

图 8-6-6

上面 4 个舌象都是白癜风患者的舌象,都有舌尖较平,舌上有高起的小点,或白或红,是白癜风的常见舌象。

【病例三】

白癜风患者治疗 2 个月之后的舌象与皮肤对比(图 8-6-7,图 8-6-8)。图 8-6-8 是该患者治疗前后舌象。这是一个肝气郁结兼见肝血不足的象。这个患者在治疗时一直使用大量的酸枣仁等养血药。该患者仍在治疗中。

处方:酸枣仁 3g,党参 1.5g,黄芪 1.5g,香附 1g,炙甘草 1g,桑叶 0.5g,桑寄生 0.5g,补骨脂 1.5g,白芷 1g,熟地黄 1g,薄荷 0.5g,车前子 1g,白术 1g。浓缩粉,每次 5g,日 2 次,连用 2 个月。通过上边的用药前后照片对比,患者皮损面积(图 8-6-7)在用药后有了明显缩小。

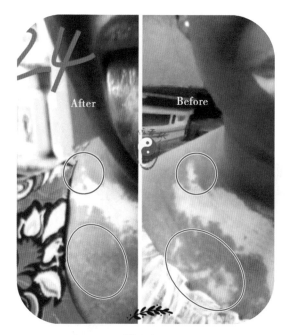

图 8-6-7

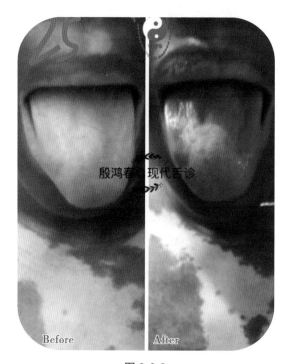

图 8-6-8

第七节　荨　麻　疹

【病例一】

慢性荨麻疹。患者患慢性荨麻疹10余年,查舌(图8-7-1)见舌质淡,根部凹陷,为脾肾阳虚。麻黄加术汤与金匮肾气丸加减。

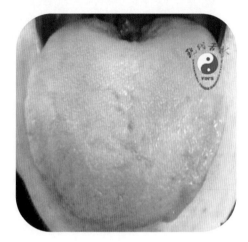

图 8-7-1

【病例二】

急性荨麻疹,病发2天。见舌所示(图8-7-2),舌质红苔黄腻,胃、胆及大肠湿热。舌中的裂纹是胃病的表现。该舌尖平为继发舌象,源于皮肤瘙痒影响睡眠而造成的。注意舌尖平一般为失眠象,但是要知道其失眠的原因,治疗其因为主,治疗失眠为辅。该患治以防风通圣丸加减而愈。

处方:麻黄0.5g,荆芥穗1g,防风1g,薄荷1g,大黄1g,芒硝1g,滑石1g,栀子1g,石膏1g,黄芩1g,连翘1g,桔梗1g,当归1g,白芍1g,白术1g,甘草1g,陈皮1g,竹茹1g。浓缩粉一次8g,日两次,连用一周,药尽症消。

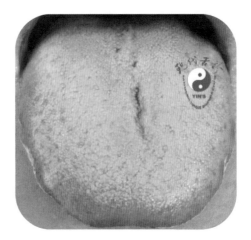

图 8-7-2

第八节　过敏性皮疹

患者以面部皮肤过敏性皮疹就诊(图 8-8-1)。舌象见类马蹄舌,舌尖红点满布,舌中及根部凹陷(图 8-8-2),证属上焦郁滞不宣,中下焦亏虚,治宜清宣上焦,补中下脾肾,疏通左右气机。

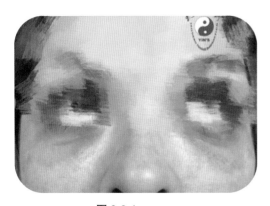

图 8-8-1

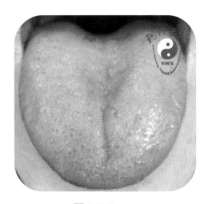

图 8-8-2

处方:白术 3g,麻黄 0.5g,桂枝 1g,杏仁 1g,薄荷 1.5g,浮萍 1.5g,金银花 1g,陈皮 1g,半夏 1g,枳壳 1g,川牛膝 1g,甘草 1g,炒杜仲 1g。浓缩粉,每次 6g,日 2 次,开水冲服。1 周后皮疹全消。

第九节　人乳头状瘤病毒感染

患者感染人乳头状瘤病毒,但无所苦,只是大阴唇内侧生一小疣状物(图 8-9-1)。舌尖略红,舌中下淡白(图 8-9-2)。病机为脾肾阳虚,下焦寒湿,上焦浮热,肝气郁结。治以疏肝解郁,引火归原,益肾健脾。

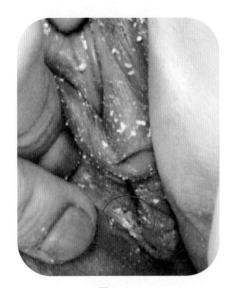 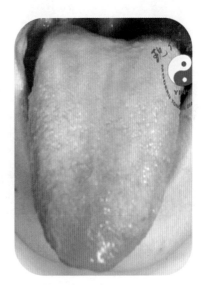

图 8-9-1   图 8-9-2

第十节　疮疡及疮家不可汗

图 8-10-1 与图 8-10-2 是两个以皮肤疮疡为主诉患者的舌象。两个舌象的肝胆区两侧均出现向内凹陷,为肝血亏虚,系疮疡日久耗伤气血而呈现的血虚象。此时如若再行发汗则会加重耗气伤阴,因血汗同源。故《伤寒论》讲疮家不可汗。仔细观察,还可发现这两例患者的疮疡发病部位均在肝经循行部位上。图 8-10-2 这种舌象处方时要养血为主,辅以清热养阴,胃气胃阴均要顾护。图 8-10-1 这种舌象处方时要健脾祛湿养血。

图 8-10-1 患者的处方:炒枣仁 3g,焦三仙各 1g,当归、黄精、苍术、白豆蔻、石菖蒲、金银花、连翘、防风、陈皮、甘草、白芍、浙贝母、乳香、没药各 1g。浓缩粉,每次 7g,日 2 次,开水冲服。

图 8-10-2 患者处方时要加大养阴生苔的药物量。

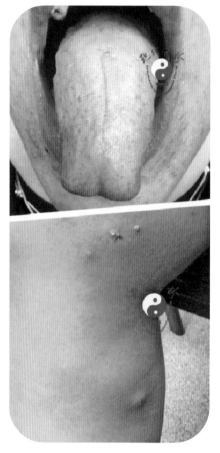
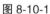
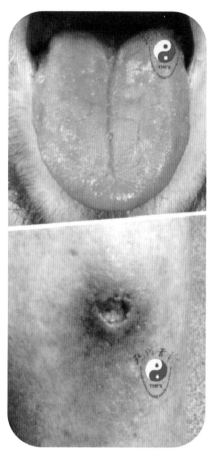

图 8-10-1   图 8-10-2

第十一节　皮下结节

　　患者皮下结节(图 8-11-1)、腰痛、前列腺肥大就诊。舌象放大后可见舌上较大的蕈状乳头(图 8-11-2,图 8-11-3)。该患病机为脾肾阳虚,上热下寒,肝郁化火,湿浊阻滞,热与湿结,而成痰核,留于皮下。

　　处方:生牡蛎、生龙骨、太子参、熟地黄各 3g,玄参、陈皮、半夏、胆南星、丹参、薄荷、甘草、白术、郁金、生地、炒杜仲各 1g。浓缩粉,每次 7g,日 2 次,连用 1个月。

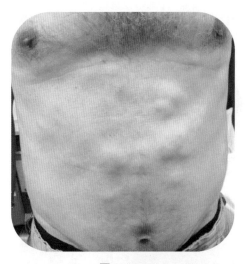

图 8-11-1

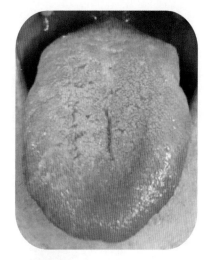

图 8-11-2

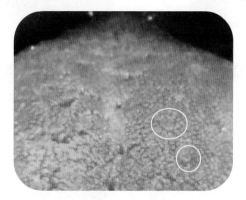

图 8-11-3

第十二节　全身瘙痒

患者于 2017 年 12 月 30 日就诊,全身瘙痒,头皮尤甚。大便秘结。查舌(图 8-12-1)得病机:肺与大肠气机郁滞,右降被郁且化热伤阴,湿热浊邪郁阻三焦。

处方:夜交藤 3g,黄芩 1g,竹茹 1g,生麦芽 3g,陈皮 1g,法半夏 1g,炒杏仁 3g,甘草 1g,生薏苡仁 3g,生地 1g,白术 1g,薄荷 1g,浮萍 1g,焦三仙各 1g。浓缩粉,每日 12g,早晚分服。服药 1 周后痒减,续服 3 周,瘙痒消除。

砂粒样舌面常见于皮肤疾患,鲜红凸起如图 8-12-2 所示常见于皮肤病如湿疹、粉刺及银屑病等急性期或者发作期,而色淡凸起者见于皮肤病日久瘢痕形成,如图 8-12-3。颜色鲜亮晶莹透明如同珍珠者如图 8-12-4,常见于急性热性病,而慢性病见此,则是脾肾阳虚、阴盛格阳的象。

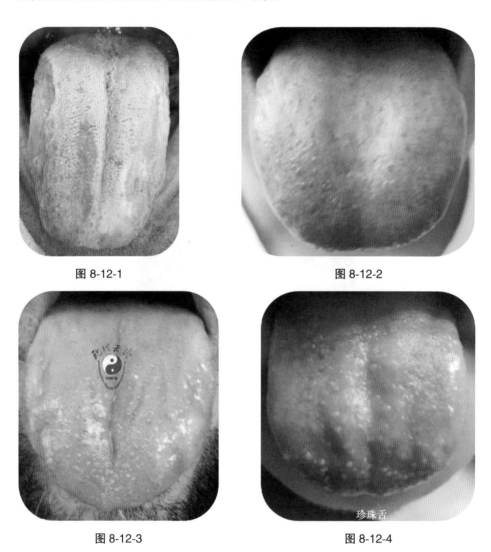

图 8-12-1   图 8-12-2

图 8-12-3   图 8-12-4

附:学员梁医生病案

凭舌诊治的案例分享:最近一段时间,我通过学习殷老师的现代舌诊,在临床中很多过去难以找到病机、无从下手的疾病,按照凭舌用药办法,都收到了明显疗效,感觉这是一种非常值得学习的技术。下面是我最近治疗的一个病例,和大家分享一下,望大家指正。患者面部红斑,丘疹,瘙痒难忍。

通过舌诊,处方如下:薄荷 0.5g,连翘 1g,赤芍 1g,丹皮 1g,柴胡 1g,桃仁 1g,薏苡仁 3g,神曲 1g,草果 1g,生大黄 1g,白术 1g,半夏 1g,槟榔 1g。浓缩粉,每次 5g,日 2 次。

二诊:患者症状几乎完全消失,非常满意,因为路远主动要求拿了 3 周药,巩固治疗。看图片治疗前(图 8-12-5)后(图 8-12-6)舌象的变化。

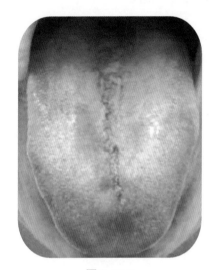 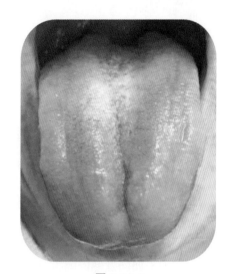

图 8-12-5   图 8-12-6

皮肤病是国内外中医师临床常见病种,我只是举几例我所常见的病种,大家举一反三,明白皮肤病在舌象上的表现,特别是其病机分析,以便更好地指导用药用针。

第九章

肿瘤舌象

常见恶性肿瘤舌象有：

一、无神，舌体不灵活，颜色欠红活。

二、白苔或者白腻苔覆盖全舌，或者部分舌的边缘区域被苔覆盖。

三、特别的舌形。

四、舌上局部的隆起（个别患者也有凹陷出现）。

五、特别的舌苔，或者是光红无苔，或者舌光红少苔，上浮少量雪花片状白苔。

六、舌头如同煮熟的鸭舌，或者苍白或者暗红。

七、舌下小静脉淤阻或者呈红点红斑。

八、或见中线向左或向右平移，或者中线断裂。

这些征象在早期不一定会出现，有些放化疗后的患者舌象也不太典型。

第一节 肺　　癌

一肺癌中期的患者，图 9-1-1 是治疗前的舌象，图 9-1-2 是治疗 9 个月后的舌象。这个患者因为经济条件不好，故没有进行放化疗和手术治疗。舌上肺区凹陷伴有裂纹。患者除偶尔咳嗽外无其他明显症状。从治疗 9 个月后的舌象可以看出，舌上肺区的裂纹明显减少。该患还在继续治疗中。

处方：柴胡 10g，丹皮 10g，丹参 10g，红参 15g，火麻仁 10g，杏仁 10g，枳壳 10g，百合 15g，制大黄 5g，桂枝 10g，白芍 10g，炙甘草 10g，炒薏苡仁 30g，五味子 5g，白术 10g，生牡蛎 30g。打成粉，开水冲服，每次 15g，一天 2 次。这个患者现在已经使用上方近 2 年了，无不适，家务活照常做。

150

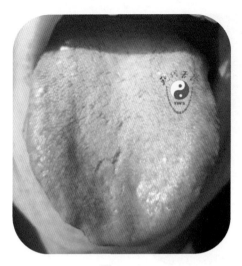

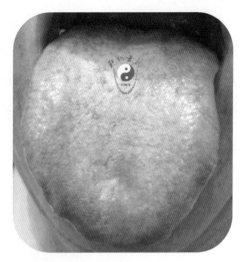

图 9-1-1 图 9-1-2

第二节 胃部占位

【病例一】

如何从这个舌象(图 9-2-1)上判断有占位呢?把图放大后看右下部舌根处的舌苔,既非白腻也非黄腻,如同吸烟的烟油一样,加上舌中线特别的凹陷,中气大亏,所以判断为腹部占位病变。这种舌苔属于霉酱苔的一种。

处方:白术、党参、炒杜仲、生麦芽、炒麦芽各 3g,灵芝、莪术、陈皮、法半夏、川牛膝、枳壳、炙甘草、竹茹各 1g。浓缩粉,每次 7g,日 2 次,开水冲服,连用1 个月。

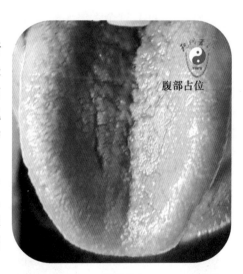

图 9-2-1

【病例二】

图 9-2-2 为晚期胃癌患者的舌象,图中黑圈所示为患病对应区。可见舌胃区明显的凹陷及皱裂,色暗,是胃气大亏的象。

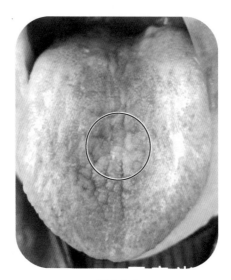

图 9-2-2

【病例三】

该患者舌苔(图 9-2-3、图 9-2-4)已经覆盖到了舌的边缘。这也是癌症的特征舌象之一,并且这个舌象无神。这个白厚腻苔是脾肾阳虚的象,上焦区的少苔是脾肾阳虚、津液无以上承、虚阳上浮所致。

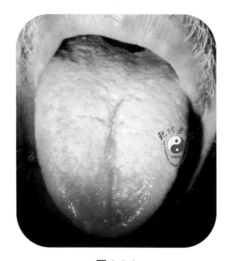

图 9-2-3

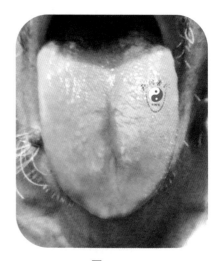

图 9-2-4

处方:陈皮 1g,半夏 1g,石菖蒲 1g,砂仁 1g,厚朴 1g,桃仁 1g,桑黄 1g,桂枝 1g,黑丑 1g,皂角 0.3g,制附子 1g,干姜 1g,炙甘草 1g。浓缩粉,每次 5g,日 2 次。开水冲服。

1 周后患者胃部感觉舒适,白腻舌苔消退,见图 9-2-4。这个处方不难看懂,方中为何加黑丑?主要是考虑右舌偏大,下焦苔厚腻,肺与大肠气机壅滞,用之泄大肠,调右侧气机。也有制约大队温药的作用。

【病例四】

胃癌大部切除。从图 9-2-5 舌象可见,舌上半夏线明显,舌尖较平,舌根凹陷明显,舌中色红且有裂纹,上焦区有多量裂纹,舌光红少苔。属于脾肾阳虚,胃阴不足,心肺之气外散的舌象。患者主诉为下肢水肿伴睡眠差。因胃癌而胃大部切除。治疗以温补脾肾,滋补胃阴,收敛心肺外散之气。

处方:炒杜仲 3g,熟地黄 2g,百合 1g,麦冬 1g,玉竹 1g,茯苓 3g,桂枝 1g,白花蛇舌草 1g,桃仁 1g,炒枣仁 3g,炙甘草 1g。按上述比例配成浓缩粉84g,每次 6g,早晚各 1 次,开水冲服。药后下肢水肿消失。上方再用 2 周以巩固。

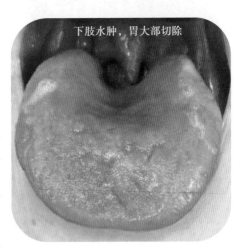

图 9-2-5

【病例五】

贲门肿瘤。患者主诉胃部疼痛不适。患者没有其他治疗,舌象(图 9-2-6)呈灰腻苔,舌象无神,是癌症舌象特点之一,为脾肾阳虚已极。中药治疗 1 周后,灰腻苔消退,舌上重现生机。

处方:枳壳 1g,川牛膝 1g,莪术 1g,苍术 1g,白术 1g,陈皮 1g,半夏 1g,制附子 1g,炙甘草 1g,制大黄 0.5g,桑黄 1g。浓缩粉,每次 5g,日 2 次。先用 1 周,该患者用的汤剂,汤剂则剂量乘以 10,还在继续治疗中。图 9-2-7 是治疗 1 周后的舌象。

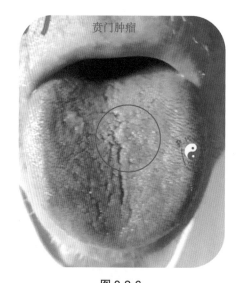

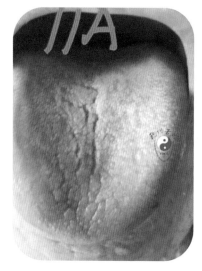

图 9-2-6

图 9-2-7

第三节 肝 癌

【病例一】

肝癌及甲状腺结节切除(图 9-3-1)。患者女,56 岁,于 1 年前诊为肝癌,未接受手术及放化疗,只服用中药及练习气功,主诉为腹部不舒,矢气多,睡眠差。既往有 10 年前甲状腺结节手术切除史。红圈内小裂纹显示的是肝癌舌象,黑圈内的舌边凹凸不平象显示的是甲状腺手术后的舌象反应。

处方:柴胡 5g,香附 10g,郁金 15g,桂枝 10g,当归 10g,黄精 10g,桑黄 10g,陈皮 10g,法半夏 10g,炒酸枣仁 30g,夜交藤 30g,生牡蛎 30g,生龙骨 30g,干姜 10g,党参 30g,延胡索 15g,薄荷 10g,炒白术 15g,炒白扁豆 20g,茯苓 15g,海藻 15g,甘草 10g,炒鸡内金 10g,桃仁 10g,防风 10g,厚朴 10g,小茴香 10g,山茱萸 15g。7 剂,日

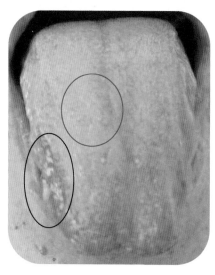

图 9-3-1

1 剂,早中晚各一杯。该患者还在治疗中。

【病例二】

肝内胆管癌舌底(图 9-3-2),可以查见舌底小静脉淤阻,也是癌症常见舌象。

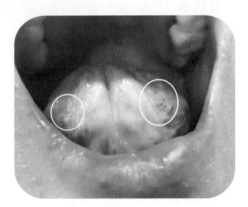

图 9-3-2

第四节 乳腺肿瘤

【病例一】

右乳腺癌切除。这个患者除了右乳腺癌切除,还行过子宫肌瘤切除术,并有甲状腺结节,左颈肩左下肢痛及失眠。从舌象(图 9-4-1)看这个人还应有胃肠功能问题。这个舌形特别,第一眼就要考虑有恶性病变。

处方:党参、白术、淫羊藿各 3g,茯神 2g,砂仁、肉桂、陈皮、当归、炙甘草、生姜各 1g。浓缩粉,每次 6g,日 2 次,开水冲服,连用 4 周。

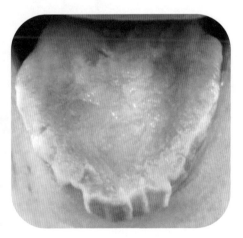

图 9-4-1

【病例二】

乳腺癌切除。该患者舌象(图 9-4-2)显示还有眠差、胸闷心悸、胃病、腰痛等,其舌中的裂纹主要考虑心与胃的真气外散，这也是个马蹄舌。要注意的是这个舌苔，看着不舒服，很特别，舌尖部被大量舌苔覆盖，这些象都要考虑癌症的可能。图中字母 A 代表失眠象，B 代表心气心阳大亏，C 代表胃气亏虚，D 代表上焦瘀滞，E 代表肾气亏虚。

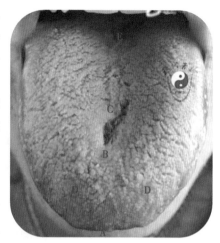

图 9-4-2

【病例三】

左乳腺癌（图 9-4-3）。该患左乳腺癌切除，伴有子宫肌瘤，舌象显示心区裂纹为心阳亏虚，左乳腺区略凹，其主诉为气从下腹上冲至胸，考虑为奔豚，寒邪为患，与桂枝加桂汤加味。

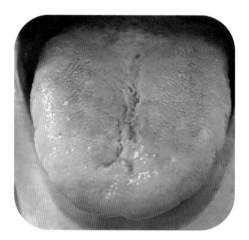

图 9-4-3

处方：桂枝 2g，五味子 1g，炒白芍 1g，炙甘草 1g，大枣 1g，肉桂 1g，白术 1g，桃仁 1g，生姜 1g。按上方比例调配浓缩粉。浓缩粉每次 6g，日 2 次，1 周量。药后气逆上冲基本消除。

第五节　会　阴　癌

患者会阴癌（图 9-5-1），舌象示舌根部的凸起，类似于子宫肌瘤或者卵巢囊肿、痔等的位置,如图 9-5-2 中红圈所示。

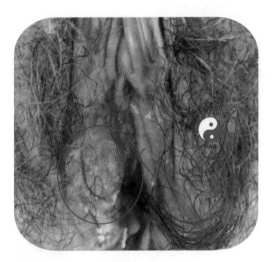

图 9-5-1

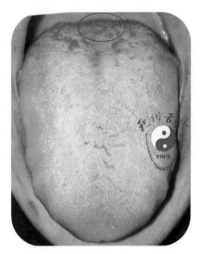

图 9-5-2

第六节　右侧卵巢囊肿,左侧卵巢癌

舌象(图 9-6-1)左后方舌根的高凸就是卵巢癌对应的位置。属于原发性,未有放化疗和手术,已有左锁骨下淋巴结转移。

处方:桂枝、香附、党参、桃仁、茯苓、莪术、川牛膝、枳壳、炙甘草、郁金各 1g,薏苡仁、炒杜仲各 3g。浓缩粉每次 6g,日 2 次,1 周量。

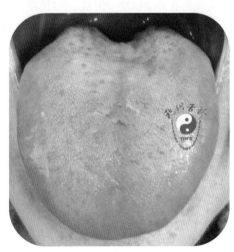

图 9-6-1

第七节　子宫癌伴便秘

舌象(图9-7-1)红圈所示区域色淡且高凸,此即为子宫癌的对应区域。病机为气滞血瘀,脾肾阳虚,肝气上冲,中焦郁滞。

处方:香附1g,钩藤1g,党参1g,厚朴1g,陈皮1g,肉桂1g,生薏苡仁1g,莪术1g,小茴香1g,制附子1g,红花1g,焦三仙各0.5g。浓缩粉,每次6g,日2次,开水冲服。患者服用上方已经2个月,无不适,仍在治疗中。

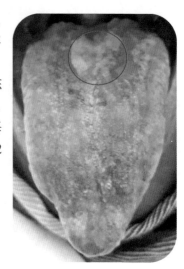

图 9-7-1

第八节　慢性淋巴细胞白血病

患者男,65岁,患慢性淋巴细胞白血病近4年,于3年前就诊寻求中医治疗。看舌象(图9-8-1)心区裂纹且色暗,是为心阳虚。心阳虚是白血病发病的重要病机。该患者有明显的乏力,在服用下方1个月后,乏力感消失,该患还在治疗中。

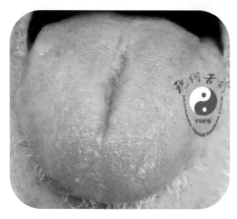

图 9-8-1

处方:黄芪 3g,白术、砂仁、苍术、茯苓、桂枝、炙甘草、炒杏仁、肉桂、生姜、五味子、百合、淫羊藿、厚朴、补骨脂各 1g。浓缩粉,每次 6g,日 2 次。针:胸 4、5、6 华佗夹脊,腰 4、5 华佗夹脊,中脘,关元,少冲,大敦,大都,大横。2 周针 1 次。患者已经治疗 3 年时间,从最初只能走路几分钟,到现在可步行数小时而无乏力感。

第九节 骨 肉 瘤

【病例一】

儿童右下颌骨骨肉瘤。患儿患右下颌骨恶性骨肉瘤(病理切片证实),图 9-9-1 中红色箭头所示,还可以看到其右侧下颌的增生物。在伦敦一家大医院准备手术治疗,因其父担心手术后给患儿留下残疾,决意拒绝手术而寻求中医药治疗。医院的报告是不进行手术,半年内患儿就会死亡,且手术后还要放疗和化疗。我从 2015 年 4 月一直给他服用中药到 2016 年 3 月,到其被英国高等法院判决立即手术为止,一年的时间,患儿

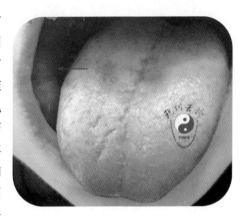

图 9-9-1

不仅没死,肿瘤也没有扩散。手术后的病理切片证实其骨肉瘤属于不需要进行放疗和化疗。大家想一下,中药是否对这个患儿起了作用。该患者还有夜间不寐、盗汗的症状。

这个患者换过几个方子,下面这个处方用的时间最长:生地 1.5g,麦冬 1.5g,当归 1g,丹皮 1.5g,地骨皮 1g,黄芪 1.5g,太子参 2g,白术 1g,薏苡仁 1.5g,熟地 1g,女贞子 1.5g,天花粉 1g,白花蛇舌草 1.5g,土茯苓 1g,骨碎补 1g,怀牛膝 1g,五味子 1g,生牡蛎 1.5g。浓缩粉,每次 5g,日 2 次,开水冲服。

【病例二】

右肩胛骨骨肉瘤(图 9-9-2)。该患者患肩胛骨骨肉瘤半年,尚未经手术及放化疗,只是服用强力止痛片。舌象(图 9-9-3)红圈所示即为肿瘤显形区域,可以对比患者实际的患病部位。主诉右上肢疼痛,夜间难眠。目测舌中线明显左偏,右侧郁滞明显,为肺气不降;苔淡黄厚腻,且满布三焦;心区凹陷,心阳不足。治宜降右肃肺,调中和胃,升左补肝。

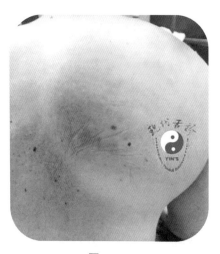

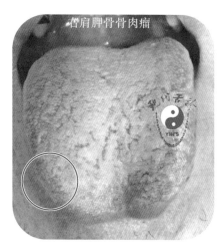

| 图 9-9-2 | 图 9-9-3 |

处方:炒杏仁 2g,枳壳 1g,陈皮 1g,黄连 0.5g,焦三仙各 1g,苍术 1g,党参 1g,没药 1g,熟地黄 2g,莪术 1g,法半夏 1g,竹茹 1g,川牛膝 1g,桂枝 0.5g,生薏苡仁 3g。浓缩粉,每次 6g,日 2 次,开水冲服。

第十节 骨 髓 瘤

该患者 2006 年查出骨髓增生异常综合征,手术骨髓移植后,出现乏力心慌。整个舌象(图 9-10-1)是一个心脾肾三脏阳虚象,伴有肝郁气滞及肝气上冲。

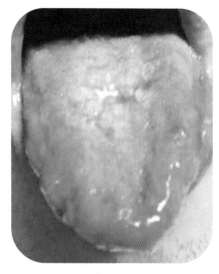

图 9-10-1

处方：制附子 20g（先煎），当归 20g，白术 15g，人参 10g，陈皮 10g，小茴香
15g，淫羊藿 12g，炙甘草 10g。水煎服，日一剂。

第十一节 卵巢囊肿伴鼻息肉

这个舌象（图 9-11-1）主要是告诉大家拍照时不要漏掉信息，必要时可以加
拍舌根或舌尖。这是同一个患者的两张舌照，上边的舌照主要显示舌尖部及上
焦区的病症；下面的舌照主要显示全舌及中下焦区的病症。舌上出现大量暗褐
色小瘀点，左舌尖见一小凸起，红圈所示，为左侧鼻息肉的反应区，是气滞血瘀日
久的表现。

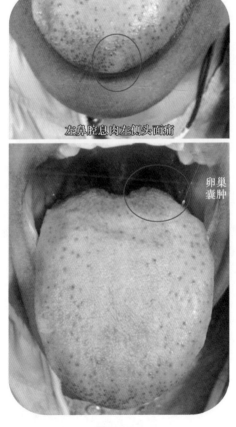

图 9-11-1

处方：柴胡 1g，赤芍 1g，当归 1g，桃仁 1g，红花 1g，莪术 1g，黄芪 3g，辛夷

1g,陈皮 1g,半夏 1g,炙甘草 1g,炒杜仲 1g,生薏苡仁 2g,小茴香 1g。浓缩粉,每次 6g,日 2 次,开水冲服。

第十二节　舌 部 肿 瘤

一、舌血管瘤

【病例一】

图 9-12-1 为男性患者的舌象,71 岁,患前列腺癌,放疗后,目前使用激素疗法。感觉乏力,夜间易醒并伴有夜尿频,每夜 6 次。其病机为肾气亏虚,任脉为患。

处方:白术 1g,党参 1g,杜仲 3g,熟地黄 2g,枳壳 1g,川牛膝 1g,丹参 1g,厚朴 1g,法半夏 1g,炒枣仁 3g,生龙牡各 3g,肉桂 0.5g,益智仁 2g。浓缩粉,每次 6g,日 2 次,开水冲服。1 周后告知,每晚夜尿 2 次,睡眠好转。续用上方 1 个月巩固疗效。

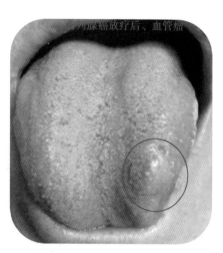

图 9-12-1

【病例二】

图 9-12-2 为舌血管瘤的舌象。舌象上可以见到舌尖部及舌的上焦区左侧黑褐色的凸起,就是舌血管瘤的象。

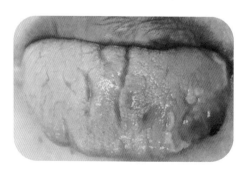

图 9-12-2

二、舌　癌

患者舌癌手术后淋巴转移,再次手术并放疗数次,无效。右侧颈部淋巴结肿大溃破(图 9-12-3),胃管进食。图 9-12-4 及图 9-12-5 为该患者的舌象。舌苔及舌形特别,均符合癌症的特点。病机为脾肾阳虚,湿浊不化,浊郁化热。

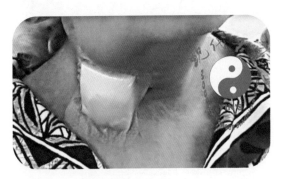

图 9-12-3

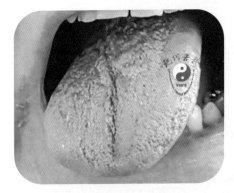

图 9-12-4

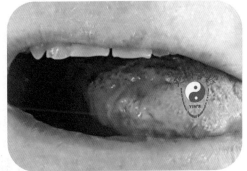

图 9-12-5

处方:①金银花 1g,连翘 1g,玄参 1g,浙贝 1g,竹茹 1g,巴戟天 2g,肉苁蓉 1g,昆布 1g,海藻 1g,厚朴 1g,陈皮 1g,半夏 1g,皂刺 1g,黄芪 2g。浓缩粉,每次 6g,日 2 次。或用汤剂。②六神丸内服。

三、良性舌蕈

该患者伴有低血糖,常有头晕、心慌、纳差等表现。舌象(图 9-12-6)显示舌尖部红色凸起,其病机既有肝郁气滞,肝郁化火,又有肝郁克脾。治宜疏肝解郁健脾,清心肝热。

处方:莲子心、薄荷、甘草、郁金、丹参各 1g,生薏苡仁 3g,白术、茯苓各 2g。

浓缩粉,每次 6g,日 2 次,开水冲服,连用 2 周。

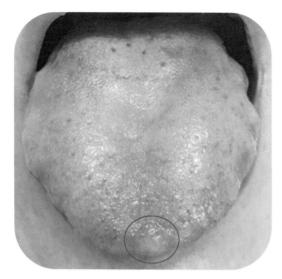

图 9-12-6

第十三节　肝胆部肿瘤

【病例一】

肝胆管癌。图 9-13-1 为女肝胆管癌患者的舌象,图 9-13-2 为男肝胆管癌患者的舌象。该女患者手术后一直发热,尚未有退热,在医院治疗中,每况愈下。舌象

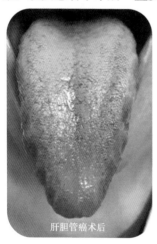

肝胆管癌术后

图 9-13-1

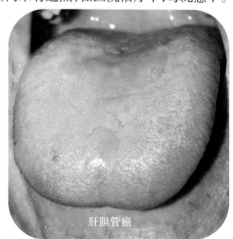

肝胆管癌

图 9-13-2

有明显的心肝血虚失眠象;舌体瘦小,肝血不足;舌根腻苔,湿浊郁滞有化热之象。

男性肝胆管癌患者的舌尖平坦,睡眠不足,舌的两侧隆起,为肝气郁滞之象。舌象无神欠红活,舌上少苔,胃气匮乏。下面是该男患者的处方。

处方:炒枣仁 30g,桃仁 10g,红花 10g,延胡索 15g,小茴香 15g,川芎 10g,桂枝 10g,炒白芍 10g,炒杏仁 10g,炒杜仲 5g,桑黄 10g。水煎服,日一剂。

【病例二】

早期肝癌舌象(图 9-13-3)。患者无任何不适,舌诊发现肝胆肺胃异常,1 年后确诊肝癌。图 9-13-4 中红圈所示的位置,即为肝癌对应区的所在。

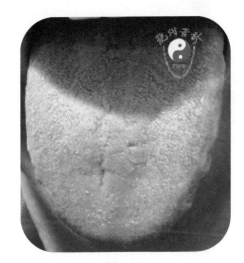

图 9-13-3

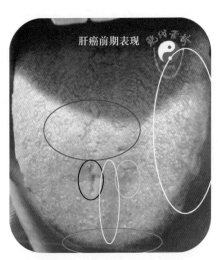

图 9-13-4

【病例三】

晚期胰腺癌。患者男,82 岁,于 2018 年 10 月 23 日就诊。4 个月前诊断为胰腺癌晚期,医院不建议手术及放化疗。纳食减少,睡眠少,上腹有偶痛,胆囊管与十二指肠开口处安放一支架。患者同时伴有左腿外侧痛。舌象(图 9-13-5)示舌质淡白,苔薄白,舌质多条纵向裂纹,肝胆区内凹,舌尖平。证属肝血虚,脾气虚,中焦升降失常,伴脾肾阳虚。

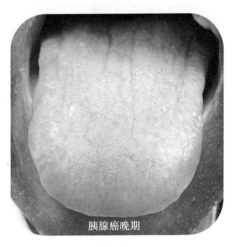

图 9-13-5

患者只接受针灸。处方：百会、天突、巨阙、关元、大陵、中渚、中脘、天枢、左居髎、左风市、左阳陵泉。针入得气后，留针 30 分钟。针后左腿痛消失，该患还在继续治疗中。

第十四节　腹膜后肿瘤

患者女，70 岁，2015 年诊为腹膜后肿瘤，2016 年 2 月行手术及化疗。舌象（图9-14-1）示整个中焦隆起，是为腹膜后肿瘤的舌象对应。舌质淡白，苔白而润，中焦郁滞伴阳虚之象。

处方：柴胡 1g，苍术 1.5g，石菖蒲 1g，当归 1g，生麦芽 2g，党参 1g，莪术 1g，桃仁 1g，白豆蔻 1g，陈皮 1g，枳壳 1g，川牛膝1g，砂仁 0.5g，桂枝 1g，炒白芍 1g，炙甘草1g，桑黄 1g。浓缩粉，每次 5g，日 2 次，开水冲服。

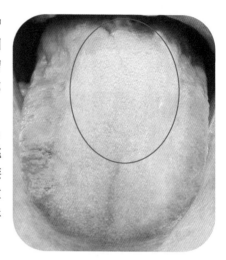

图 9-14-1

第十五节　颈淋巴结癌

图 9-15-1 是颈部淋巴结癌患者的舌象，红圈所示为肿大的右侧颈部淋巴结（与甲状腺几乎重合），其病机为肝气郁结，脾肾阳虚，下焦湿浊不化。

处方：柴胡、枳壳、川牛膝、白术、竹茹、制大黄、陈皮、半夏、夏枯草、黄精、当归、狗脊、炙甘草、浙贝母、炒杜仲各 1g，生薏苡仁3g。浓缩粉，每次 6g，日 2 次，开水冲服。该患者还在继续服药。

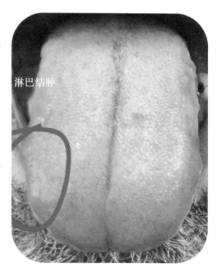

淋巴结肿

图 9-15-1

166

第十章

精神疾患舌象

精神疾病是临床上的一个重要病种,其舌象有些明显特征,但也要根据中医医理来进行推导。调理形气神三者的异常是我们临床治疗的主要目的。这三者之异常常同时并存,互为因果,也需要同时进行治疗,治神必须要落实到形和气上,空谈神是没有意义的。正如《类经·针刺类》所言:"形者神之体,神者形之用;无神则形不可活,无形则神无以生。"

《素问·灵兰秘典论》曰:"心者,君主之官也,神明出焉。肺者,相傅之官,治节出焉。肝者,将军之官,谋虑出焉。胆者,中正之官,决断出焉。膻中者,臣使之官,喜乐出焉。脾胃者,仓廪之官,五味出焉。大肠者,传道之官,变化出焉。小肠者,受盛之官,化物出焉。肾者,作强之官,伎巧出焉。三焦者,决渎之官,水道出焉。膀胱者,州都之官,津液藏焉,气化则能出矣。凡此十二官者,不得相失也。故主明则下安,以此养生则寿,殁世不殆,以为天下则大昌。主不明则十二官危,使道闭塞而不通,形乃大伤,以此养生则殃,以为天下者,其宗大危,戒之戒之。"人的精神活动赖于心藏神的功能;同时心藏神的功能受损,也会产生各种精神疾患。各个脏腑都会直接间接地影响到心藏神的功能。其实,只要有脏腑气血的偏盛偏衰,及各种病邪的存在,都会出现或多或少的精神问题。在舌象上如何判断精神疾患呢?舌诊常以舌中线及舌尖舌根舌边及舌形的变化来确定精神问题。

黄元御的《四圣心源·精神化生》对精神的化生的阐述对于我们诊治精神疾患有重要的指导意义。我们复习一下这段话:"肝血温升,升而不已,温化为热,则生心火。肺气清降,降而不已,清化为寒,则生肾水。水之寒者,五脏之悉凝也,阴极则阳生,故纯阴之中,又含阳气。火之热者,六腑之尽发也,阳极则阴生,故纯阳之中,又胎阴气。阴中有阳,则水温而精盈;阳中有阴,则气清而神旺。神发于心,方其在肝,神未旺也,而已现其阳魂。精藏于肾,方其在肺,精未盈也,而先结其阴魄。《素问》:随神往来者谓之魂,并精出入者谓之魄。盖阳气方升,未能化神,先化其魂,阳气全升,则魂变为神。魂者,神之初气,故随神而往来。阴气方降,未能生精,先生其魄,阴气全降,则魄变为精。魄者,精之始基,故并精而出入也。"

黄元御的精神化生讲得很好。我们在舌象上也比较容易看出这种精神魂魄升降出入的变化。如中线右移左舌大,见于肝郁气滞,患者可有易于生闷气;若是左舌尖长于右侧,魂有余而魄不足,肝郁化火的各种神志病变都可见到,如易怒;特别是出现舌尖部位向右侧弯曲时,说明肝经郁滞的程度很严重了,常常可见于长久的郁怒不得宣泄,可见于头部的肿瘤或者肝经所过部位的病变。如是中线左移右舌偏大,肺气郁滞,情志不畅则易悲哭,魄有余而魂不足;右舌尖高凸,舌尖部向左弯曲说明肺气郁极,悲伤的情绪不得宣泄,可见于严重的抑郁症及肺经循行部位的病变。舌尖红及出现多量小红点,常见于紧张及焦虑烦躁的患者;舌尖部较钝,则是精神不支的象,也是大脑反应不敏捷的象,即神不足,记忆力下降,这种人当领导的欲望较低,也是性功能低下的象,老年时也易于发生痴呆;反之,舌尖较尖,思维反应敏捷,做领导欲望较强,也易于耗伤心血。舌根部凹陷为肾精亏虚腰痛之象,见于胆小怕事者,当然也会有男性的阳痿早泄,女性的性欲低下及生殖功能和月经均会异常。而舌体淡、胖大有齿痕,阳虚之象,遇事则心慌心悸;舌边肝胆区肥大郁结之象者,肝胆常有结石,夜间易醒,遇事难以决断,正是《素问·灵兰秘典论》所言,胆者中正之官,决断出焉;而舌中凹陷或裂纹呢? 舌中乃脾胃所主,脾藏意。舌中的凹陷或裂纹常见于脾胃虚弱,或者脾藏之气外散,致使意不得内守,而出现精神疾患,常见于抑郁症患者。

图 10-1 是一个精神魂魄化生示意图。

下面分别就常见精神疾患的舌象作分析。

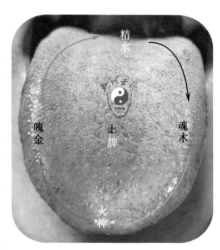

图 10-1

第一节 抑 郁 症

抑郁症又称抑郁障碍,以显著而持久的心境低落为主要临床特征,是心境障碍的主要类型。针灸与中药结合治疗抑郁症具有可靠的疗效。

【病例一】

抑郁症伴偏头痛。患者男,29 岁,于 2018 年 5 月 4 日以抑郁症及偏头痛就诊。曾经因为抑郁症间断服用过抗抑郁药,近期已停止服用。偏头痛常常发作,来时正值偏头痛发作。查其舌象(图 10-1-1),可见舌尖部及整个上焦区色红伴大量红点。鼻的对应区稍凹陷,询问患者有无鼻炎,患者点头应是,患者同时伴有极度疲劳。舌象中下焦色淡红,中焦中线区域有裂纹,舌边有齿痕。整个舌象呈现出脾肾阳虚,肝郁气滞及上焦郁热的象。治疗以疏肝解郁,温肾健脾,清解上焦郁热为原则。

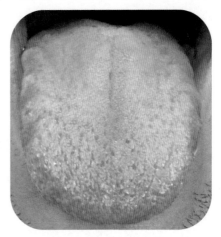

处方:柴胡 1g,薄荷 1.5g,连翘 1g,炙枇杷叶 1g,陈皮 1g,半夏 1g,苍术 1g,肉桂 0.5g,生薏苡仁 2g,生地黄 1g,甘草 1g,浮小麦 2g,生龙牡各 2g。浓缩粉,每次 5g,日 2 次,1 周量。针灸:泻行间,泻神门,中脘,关元,印堂,太阳透率谷。针后偏头痛即消失。

图 10-1-1

复诊于 2018 年 5 月 11 日,1 周来精神及体力明显好转,头痛未作,抑郁减轻。上方继续服用,针灸配加背部胸九、十、十一、十二华佗夹脊。患者共治疗 6 周,症状基本消失。

【病例二】

抑郁症伴睡眠障碍。患者男,30 岁,2018 年 3 月 15 日就诊。主诉为抑郁症,不能坚持正常工作,常用抗抑郁药。同时伴睡眠障碍,不易入睡,食欲不振。舌中凹陷裂纹伴有白腻苔,两侧肝胆区呈郁滞象(图 10-1-2)。肝郁气滞,心脾两虚。注意该患的舌尖平还与其舌系带过短有关。

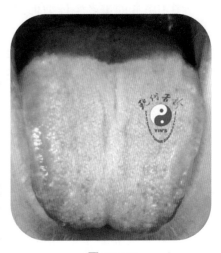

处方:炒枣仁 3g,香附 1g,郁金 1g,陈皮 1g,法半夏 1g,党参 1g,白术 1g,小茴香 1g,淫羊藿 1g,炙甘草 1g。浓缩粉,每次 5g,日 2 次。针灸:百会,神庭,印堂,太冲,

图 10-1-2

足三里,大都,内庭,中脘,关元。患者经过断断续续 2 个月的治疗,已恢复正常工作。

【病例三】

抑郁症患者。图 10-1-3、图 10-1-4 两个舌象分属于两个患者,中线上焦区略向左侧弯曲,右舌尖高凸,属于魄强魂弱,肺气失于肃降,患者表现为以悲伤为主的抑郁焦虑。治疗时以降肺为主。

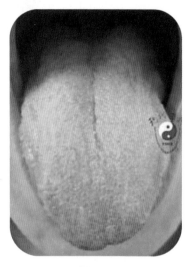

图 10-1-3

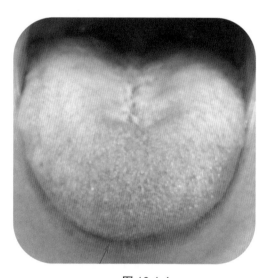

图 10-1-4

图 10-1-4 的患者主诉抑郁,分析舌象患者尚有胃肠不适,焦虑易于悲伤,患者证实确实如此。处方:杏仁 2g,瓜蒌 1g,浙贝母 1g,枳壳 1g,薄荷 1g,柴胡 1g,白术 1g,炒杜仲 2g,陈皮 1g,半夏 1g,甘草 1g。浓缩粉,每次 6g,日 2 次,开水冲服。1 周后复诊,抑郁及焦虑明显减轻。

【病例四】

抑郁症伴胃痛。图 10-1-5 中红圈内小红点为抑郁的表现伴有焦虑;绿圈所示中线裂纹为胃病,脾气虚象,也是真气外散的

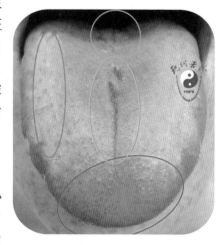

图 10-1-5

170

象;黄圈为痔;紫圈为少许半夏线。

处方:薄荷 1g,连翘 1g,柴胡 1g,石菖蒲 1g,枳壳 1g,川牛膝 1g,白术 1g,石斛 1g,赤小豆 2g,半夏 1g,陈皮 1g,熟地黄 2g,浮小麦 3g,大枣 1g,甘草 1g。浓缩粉,每次 5g,日 2 次,开水冲服。

【病例五】

抑郁症。图 10-1-6 舌象胃区中线上有明显的裂纹,苔白腻,脾气虚失于运化。上焦区裂纹伴凹陷为心肺气虚。中焦区的裂纹为胃病,中气外散的象(有医家提到腹脑一说,即人体的腹部是人体的第二大脑,舌象观察也可见抑郁症的患者多伴有胃肠对应的中焦区域有裂纹或者凹陷或者覆盖白腻苔)。从该舌象可以看出,该患胃病明显,脾胃之气不足,气血生化乏源,致心肺气虚,阳气亏损,而发抑郁症。

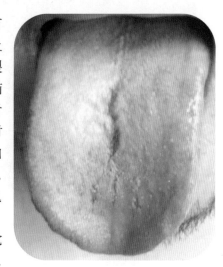

图 10-1-6

处方:柴胡 5g,薄荷 10g,香附 10g,党参 10g,陈皮 10g,茯苓 10g,法半夏 10g,白术 10g,浮小麦 30g,生姜 15g,炒白扁豆 20g,炒白芍 10g,炒薏苡仁 30g,百合 10g,甘草 5g。5 剂,水煎服,日一剂,连用 7 剂。

第二节　狂躁抑郁症

男患者,35 岁,2017 年 10 月回中国探亲时狂躁抑郁突然发作。查舌象(图 10-2-1)见舌尖红且平,舌中下白腻苔而厚,有半夏线,为肝郁脾虚,心火上炎。

处方:柴胡 1g,香附 1g,生龙牡各 1.5g,陈皮 1g,法半夏 1.5g,茯苓 1.5g,生姜 1g,白豆蔻 1g,竹茹 1g,枳实 1g,白术 1g,炙甘草 1g,丹参 2g,石菖蒲 1g,远志 1g,黄连 0.5g,炒枣仁 3g,厚朴 1g。上方量乘以 10 为草药的剂量,每日一剂。患者同时服用西药,经过一个月的治疗,疾病明显好转,好转后的舌象如图 10-2-2,仍然有腻苔,上方间断服用 5 个月,病情控制,患者正常工作生活。

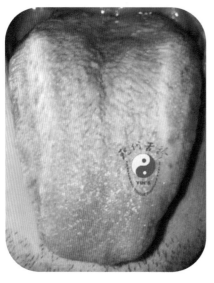

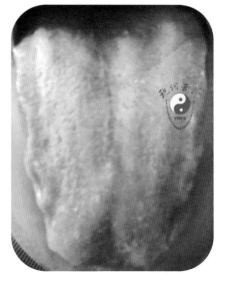

图 10-2-1   图 10-2-2

第三节　迫　害　妄　想

患者 20 岁,女,因狂躁抑郁情绪不稳,西医诊为迫害妄想而休学,舌象(图 10-3-1)上看两侧肝胆区郁滞明显,整个舌象不柔和,心肺区凹陷,中下焦湿腻苔,上焦红色,伴散在红点。肝郁脾虚,心火上炎,伴心肺气虚,下焦湿浊不化。

处方:柴胡 1g,生龙牡各 3g,太子参 2g,赤芍 1.5g,白术 1g,枳壳 1g,川牛膝 1g,肉桂 0.5g,薄荷 1g,生薏苡仁 3g,制大黄 0.5g。浓缩粉 70g,每次 5g,日 2 次。1 周后复诊,情绪较上周安静,并能够正常交流,上方加减服用 2 个月,回校正常上课。

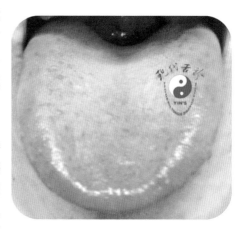

图 10-3-1

第四节　精神分裂症伴便秘

该患者久患精神分裂症,长期用西药治疗。反应迟钝,精神略显呆滞,伴有明显的便秘。舌象(图10-4-1)示心肾精血亏虚,亦有心脾两虚,肺失宣降,大肠腑气不畅。精神分裂症的患者伴便秘的占有相当大的比例。通便是治疗该病的重要治则之一。该患已经过西药治疗,基本病变已经不明显了。不会危害社会,但也不能外出工作。

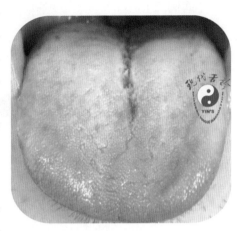

图 10-4-1

处方:熟地黄2g,当归1g,炒白芍1g,川芎1g,太子参1g,白术1g,陈皮1g,半夏1g,厚朴1g,制大黄1g,薏苡仁3g,炒杏仁1g,桃仁1g,酸枣仁3g,知母1g,炙甘草1g。浓缩粉,每次6g,日2次,1周剂量。

第五节　紧　张　焦　虑

【病例一】

舌图(图10-5-1)示舌尖部的红点为焦虑的主要表现。见到舌尖部的红点,就想到了银翘散,但到底是只取其一味药,还是两味、三味,还是全方,要看红点的多少及范围。少量的红点只用莲子心就可以解决,也可薄荷来解决,范围大了加其他的药,伴有舌边红或舌质红或黄腻苔,也可考虑加黄连,即黄连阿胶汤意。见舌用药,但也要方熟于心。

处方:薄荷1g,丹参1g,丹皮1g,炒栀子1g,浮小麦3g,大枣1g,柴胡0.5g,党参1g,白术1g,甘草1g,生牡蛎3g。浓缩粉,每次5g,日2次,开水冲服。1周后回诊,舌象明

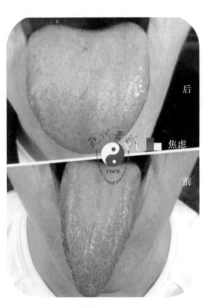

后

焦虑

前

图 10-5-1

显改变,焦虑也明显减轻,图 10-5-1 可以看出这种变化,舌象由初诊时箭头形变为圆钝的正常形态。

【病例二】

该患夜眠较差,舌象(图 10-5-2)可见舌尖红点散在分布。病机为肝郁化火,脾虚失运,脾肾阳虚,与金匮肾气丸合逍遥丸加减而愈。

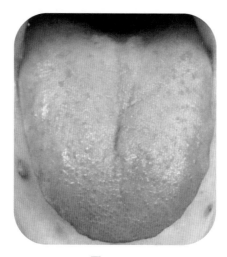

图 10-5-2

第六节 幻 觉 妄 想

这是国内患者远程会诊的病例。图 10-6-1 是患者初诊舌象,图 10-6-2 是最后一诊舌象,图 10-6-3 是医院的诊断。

患者于 2018 年 6 月初表现出幻觉妄想症状,起初家人未引起重视,后患者症状逐渐加重,以至于夜不能眠,病情严重时只能在地上爬行,生活不能自理。在精神病医院诊为幻觉妄想症。舌象显示肝气郁结,肺气失降,心肝血虚,胃强脾弱,中焦已有化热之势。

处方:柴胡 12g,生龙牡各 30g,黄芩 10g,生姜 10g,党参 10g,桂枝 5g,茯苓 10g,法半夏 10g,制大黄 8g,大枣 4 枚,炒枣仁 30g,铅丹 3g^{布包}。水煎服,日 1 剂。

患者该方加减服用 1 个月(自 2018 年 6 月 4 日初诊至 2018 年 7 月 4 日最后一诊),期间亦服用过西药奥氮平,睡眠改善,幻觉妄想消失,停止西药,患者精神恢复正常,生活自理,并能做家务及照看孙女。2018 年 7 月 4 日,中药每 3 天

1 剂,共 5 剂以善后。

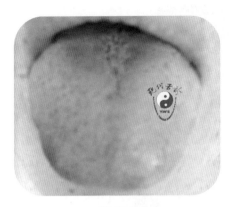
图 10-6-1

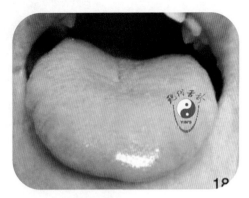
图 10-6-2

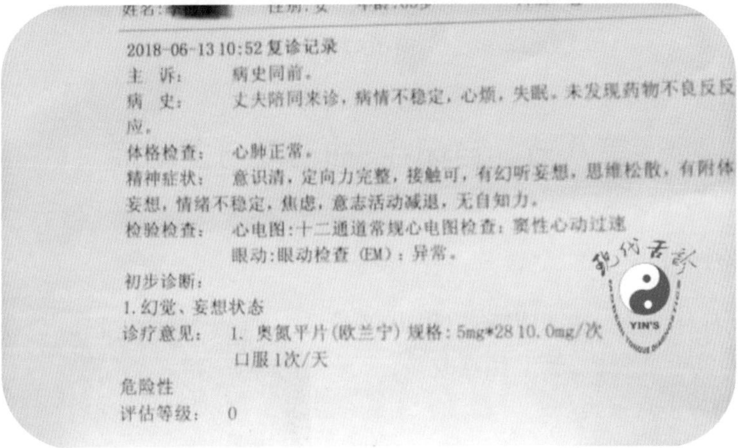

图 10-6-3

第七节　注意缺陷多动障碍(ADHD)

患者女,23 岁,2018 年 4 月 6 日初诊。该患者自幼患 ADHD,工作时坐不住,处于失业状态。伴有明显的腰痛及睡眠不足。舌象(图 10-7-1)为典型的马蹄舌,中下焦寒虚为主,伴肝郁肺滞,上焦郁热。治疗原则宜健脾温肾,疏肝解郁,宣肺降气,轻清上热。

处方:生龙牡各 2g,川牛膝 1g,枳壳 1g,薄荷 1g,肉桂 1g,炒杜仲 3g,甘草 1g,陈皮 1g,法半夏 1g,党参 1g,生姜 1g,枸杞子 1g,炒杏仁 1g。浓缩粉,取 84g 粉,早晚各 6g,开水冲服。1 周后回诊,腰痛基本消失,多动稍减,上方续服 1 个月。

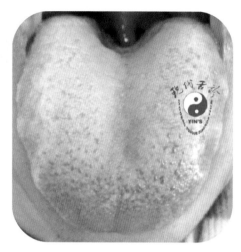

图 10-7-1

第八节　自闭症、抽动症与多动症

【病例一】

自闭症伴湿疹。该患者舌体(图 10-8-1)呈郁滞之象舌尖较钝,舌上红点较多,为湿疹之象,是为上焦郁热。

【病例二】

抽动症。患儿男,7 岁,于 2018 年 7 月 3 日初诊。其母述自 2017 年开始出现眨眼睛,初未在意,近日呈加重趋势,曾就诊于当地医院,诊为抽动症。舌象如图 10-8-2,为肝郁脾虚,肝气上冲之象。以柴胡加龙骨牡蛎汤加减。

处方:柴胡 5g,生龙骨 15g,生牡蛎 15g,黄芩 3g,生姜 8g,人参 5g,桂枝 5g,茯苓 5g,法半夏 5g,制大黄 2g,大枣 4 个,炒枣仁 15g。五剂,水煎服,日一剂。日服 2 次,每次 100ml,共 10 剂。一剂药用 500ml 水煎,煎出 200ml 药液即可。

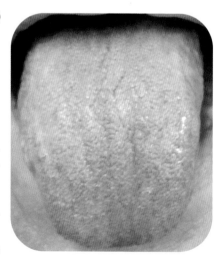

图 10-8-1

2018 年 8 月 2 日复诊。服上方 10 剂后,眨眼略减。舌象图 10-8-3 示肝郁之势略减。

处方:菊花 5g,枸杞子 6g,生龙骨 15g,生牡蛎 15g,生姜 8g,人参 5g,桂枝 5g,茯苓 5g,法半夏 5g,当归 5g,大枣 4 个,炒枣仁 15g。五剂,水煎服,日一剂,共 10 剂,日服 2 次,每次 100ml。一剂药用 500ml 水煎,煎出 200ml 药液即可。

2018 年 8 月 30 日,舌象图 10-8-4 示肝郁尽去,阳气仍虚馁,改用补阳为主,处方如下:炒杏仁 5g,巴戟天 5g,生晒人参 5g,炒杜仲 5g,远志 5g,炒枣仁 15g,珍珠母 15g,茯苓 5g,炙甘草 5g。水煎服,日 1 剂。患者服用上方 10 剂后症状大减,基本不发作。

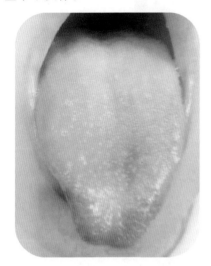

图 10-8-2

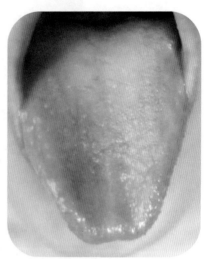

图 10-8-3

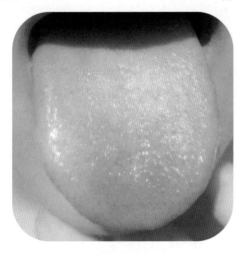

图 10-8-4

【病例三】

多动症。患者女,4岁,以多动症来诊。患儿被医院诊为多动症,给予西药治疗,被家长拒绝。刻诊:患儿无明显症状,只是舌象(图10-8-5)上显示有肝郁脾虚、肝郁化火的证象,遂予柴胡加龙骨牡蛎汤丸治疗,1瓶药后多动症症状完全消失。

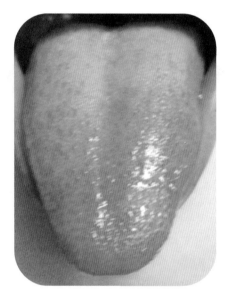

图 10-8-5

第九节　郁怒伤肝损阴器

患者女,60岁,因会阴部疼痛来诊。患者近5年来一直感到会阴部阴道口左侧隐隐约约疼痛,时轻时重,医院无明确诊断,上午好转,夜间加重,小便时有患处烧灼感,患者自拍照片示左侧外阴口有一处明显红斑(图10-9-1)。查舌象(图10-9-2)见舌质红,左舌尖红且凸,舌体颈椎段略向右偏,属五志过极之肝郁化火象,下焦见薄腻苔,肝经湿热下注象。询问患者证实其长期处于郁怒而不得宣泄的状态,此病即是由神病而伤气,由气损而坏形。予柴胡加龙骨牡蛎汤加减而痊。

处方:柴胡、郁金、浙贝、川牛膝、枳壳、白术、甘草、车前子各1g,生薏苡仁3g,生龙骨、生牡蛎各2g。浓缩粉,每次7g,日2次,开水冲服。

精神病舌象很常见,每个舌象其实都或多或少的伴有心理问题,只是在心理问题成为主诉时才会被人们重视。

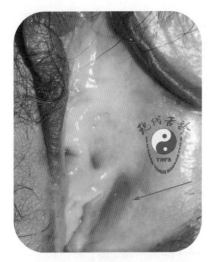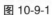

图 10-9-1

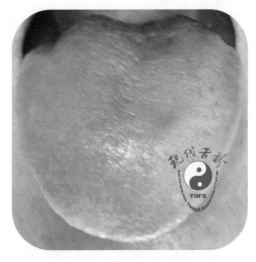

图 10-9-2

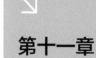

第十一章

九宫图及其应用

本章讲述另一个分析舌象的工具——九宫格(图 11-1)。

九宫图就是洛书与八卦图变化而来。其在舌上的分布如图 11-1 所示。这个图兼具了八卦九宫及洛书。大家主要从这个图看方位与脏腑所在,这样根据舌象在不同方位或者宫的变化,推导出所涉脏腑器官的病变。注意图中的坎位,就是标着肾的位置,也是直肠、膀胱、子宫所在地,与脉之左右尺是一样的,这里的肾是中医所讲的肾。这个图可以比较直观地指导辨明疾病之所在及性质。如见到乾位的厚腻,可以判断大肠腑气不畅内有积垢,是便秘的象。图 11-1 所示,坎位无苔,预示这个部位的器官出现阴虚内热,从全息对应来讲这是盆腔的部位,对应的或者是妇科疾病,或者是直肠膀胱病变,这是一个痔疮患者,这个部位出现热盛阴伤,也是这个痔疮的病机。九宫图中标了一串数字,仅供参考。

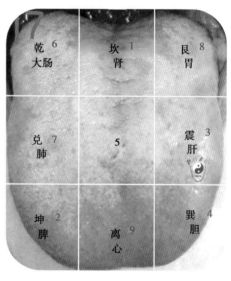

图 11-1

第一节　前列腺增生舌象与九宫格

舌图 11-1-1,这是个前列腺增生的 56 岁男性患者的舌象,患者伴有下肢水肿,心悸。从九宫格可以看到这个上下焦基本是水与火的关系,心火亏虚,也是下焦前列腺病变的重要原因。当然,肾精亏耗过度也消耗心火,肾中之阳源于心

火之下行也。这个患者长期纵欲。其病
乃肾精过耗,耗阴伤阳,累及心阳。注
意其下焦的裂纹,为肾气外散的象;中上
焦交界处的裂纹是心气外散的象。患者
主诉为会阴部的疼痛不适,胃痛,偶有
心悸。

处方:柴胡 1g,桂枝 1g,芍药 1g,陈
皮 1g,莪术 1g,三棱 1g,太子参 2g,生麦
芽 3g,乌药 1g,王不留行 2g,枳壳 1g,川
牛膝 1g。浓缩粉,每次 5g,日服 2 次,2
周量。

针用背部华佗夹脊(胸 3 至 6 及腰
5 至骶 3)。2 周后复诊,加炒杜仲。患者
断续服药,会阴部的不适感及心悸已经消失。

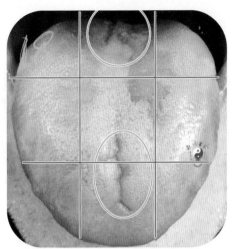

图 11-1-1

第二节　膀胱癌的患者舌象及九宫格

舌象图 11-2-1,其病变也是在坎宫可以见到凸起与裂纹,是肿瘤病变舌象特
点之一。

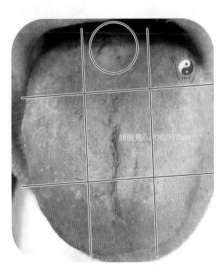

图 11-2-1

图 11-1-1 与图 11-2-1 如何区别? 图 11-1-1 有神,而图 11-2-1 无神也。

第三节　睾丸癌左侧切除的患者舌象与九宫格

舌象图 11-3-1、图 11-3-2，其左下焦艮位，有一如同被烟头烫过的区域，此即为左侧睾丸癌病变在舌上的显示。注意这种烟油样的舌苔，只要见到，就可以考虑恶性肿瘤。虽然手术切除了，但病气仍在，即病因未除。前面在肿瘤一节中也专门论述过。该舌质虽淡，但有散在红点。舌中明显高起，显示胃燥脾虚，艮位亦为胃所主，此舌宜从胃燥脾虚论治。

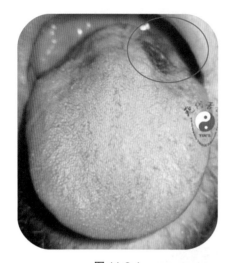
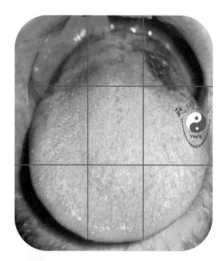

图 11-3-1　　　　　　　　　　　图 11-3-2

处方：陈皮 1g，麦冬 1g，半夏 1g，黄芪 3g，车前子 1g，黄柏 1g，厚朴 1g，黄连 0.5g，苍术 1g，浙贝 2g，桃仁 1g，莪术 1g，制大黄 0.5g，冬瓜子 1g，甘草 1g。浓缩粉，每次 5g，日 2 次。1 周量。

第四节　阳痿伴糖尿病高血压患者舌象与九宫格

该患者阳痿已有 2 年，伴有糖尿病（服用西药）。查舌（图 11-4-1）坎宫隆起，虑其前列腺增生，伴小便不利，患者回答是有前列腺增生。图 11-4-2 是该舌的九宫图，坎宫内的隆起象在前边讲过，男性与前列腺直肠密切相关。该舌上中下三焦均凹陷，心脾肾三脏阳虚，同时有下焦的痼结。

治疗宜温补三焦，处方：制附子 1g，桃仁 1g，莪术 1g，三棱 1g，黄芪 2g，党参 2g，益智仁 1g，陈皮 1g，制半夏 1g，香附 1g，竹茹 1.5g，生薏苡仁 3g，桂枝 1g，炒白芍 1g。浓缩粉,每次 5g,日 2 次,开水冲服。

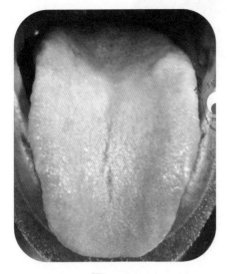

图 11-4-1

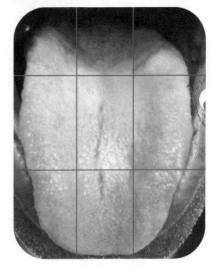

图 11-4-2

第五节　高血糖咳嗽案舌象与九宫格

　　舌象图 11-5-1、图 11-5-2,看图 11-5-2 左侧艮宫与巽宫明显缺苔,胆胃郁热伤阴,治疗时其方子要体现出胃热阴伤及胆热阴伤的病机。

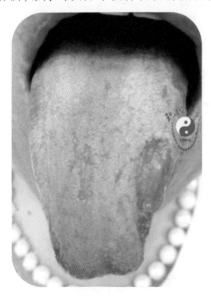

图 11-5-1

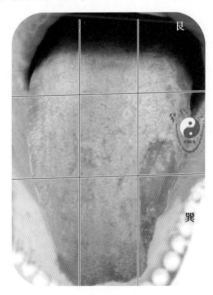

图 11-5-2

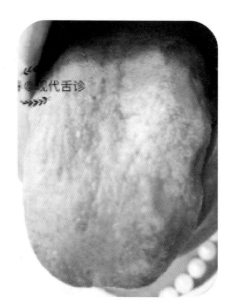

图 11-5-3

处方:柴胡 5g,香附 10g,生麦芽 30g,生姜 10g,黄芪 30g,陈皮 10g,姜半夏 10g,细辛 5g,桃仁 10g,苍术 10g,款冬花 10g,紫菀 15g,天花粉 20g,酒大黄 5g,生地黄 30g,白芍 15g,葛根 30g,黄连 30g,干姜 10g,怀山药 30g。水煎服,日 1 剂,早中晚各 1 杯,连用 1 周。

方中的柴胡、白芍、生麦芽、生地黄、黄连就是针对胆胃郁热伤阴而用。图 11-5-3 是治疗后的舌象,黄腻苔变为薄白苔,巽宫与艮宫的缺苔消失,舌中线复原居中。

附:学员就九宫格的问答

李:@ 殷鸿春　九宫图对应的脏腑位置和前边上课讲的全息对应有明显差别,临床上如何选择按哪个图来定位分析呢?

答:@ 李　九宫格主要对应的是方位。在临床实际看舌时,处于补充地位。第一位的仍是大的病机,包括舌中线理论。第二位的是全息投影,这个全息投影如同西医的解剖,不联系到中医理论上是没法应用的,所以我在讲的时候大部分都结合病名病机。第三位才是这个九宫格,在前边两项仍无法判明病位病性时用来补充。

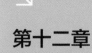

第十二章

四肢关节,舌苔,特别舌形

在第一章中讲述了现代舌诊全息图,根据我的长期观察及临床验证,人体是呈俯卧位在舌面上,头部呈昂头前视位于舌尖部,四肢屈曲,位于舌边缘,即肩与腕相邻或重叠,肘与膝相邻,踝与髋相邻或重叠。看图 12-1,该图是将手脚显示出来,本质与第一章的图 IP6033089(即图 1-1)没有区别。

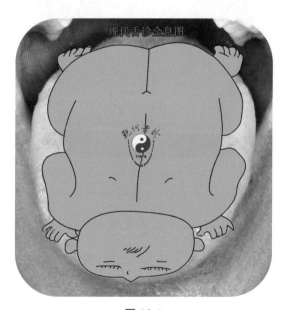

图 12-1

再强调一遍,四肢不是呈伸直状态在舌边的。这张舌诊全息图应该是至今为止最为完善的全息图。现代舌诊系列全息图,完美地解决了四肢头面五官、头颈部腺体及脏器的定位问题。至此,现代舌诊有关全息的所有秘密都已经呈现给大家。

第一节　四肢关节在舌边的分布

上肢的分布与部分头颈部器官相重合居于舌外侧缘的前半部,下肢部分居于舌外侧缘的后半部。

一、上　肢

右肩关节手术后,右肩处明显凹陷,这就类似于长期废用而致局部肌肉萎缩在舌象(图12-1-1)上的反映。而实际上该患者也确实出现右肩的肌肉萎缩。

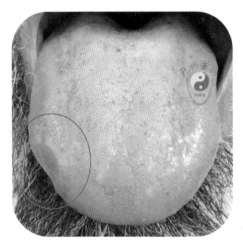

图 12-1-1

二、左肩关节痛

在舌(图12-1-2)的左侧肩关节处出现凹陷,图中红色箭头所示,患者反映左肩关节痛。

三、左肩胛内下角疼痛

如图 12-1-3 红圈所示的斜形裂纹就是左肩胛内下角疼痛的反映区。

四、右肩臂及右缺盆痛

图12-1-4舌象患者患右侧肩臂及右缺盆部位疼痛年余。图中黑色箭头所示,

可见舌象上右肩臂对应区向内凹陷且伴有黑褐色瘀点,痛久入络的表现。

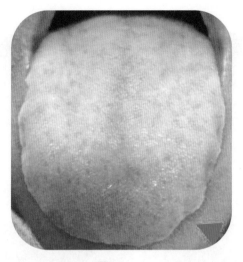

图 12-1-2

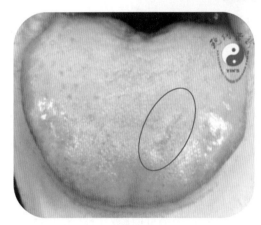

图 12-1-3

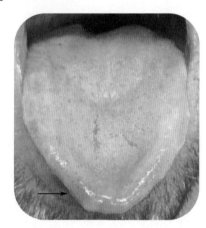

图 12-1-4

五、左肩胛外侧疼痛

舌图 12-1-5 中红色线条所示,为左肩疼痛舌上对应所在。可见舌上焦区左侧明显内凹,为左肩痛活动受限,肌肉萎缩的象。

六、右腕管综合征

舌象图 12-1-6 上白色圆圈所示为右侧手腕所在,由于疼痛日久,出现局部的血液循环障碍及右手腕废用萎缩,其对应的舌象也可见舌右手腕对应区萎缩及瘀血暗色。

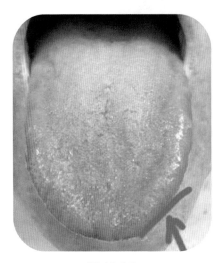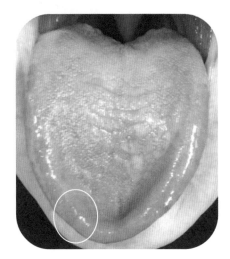

图 12-1-5 图 12-1-6

第二节 下 肢

下肢在舌象上的表现不易区分,主要受伸舌姿势及程度的影响,通常在下肢出现病变时,会见到下焦两侧缘变窄内收,或者见于舌边局部的凹陷或者凸起。

一、肘 膝 痛

舌象图 12-2-1 中上下两个箭头分别为膝关节和肘关节的对应区,该患者以肘膝疼痛半年余来诊,西医诊为退行性骨关节炎,舌象见肘膝对应区的凹陷。患者还有眠差及紧张。其病机为肝郁血虚,伴肾精不足。

处方:川牛膝、当归、白术、薄荷、赤芍、杜仲、炙甘草、羌活、威灵仙各 1g。浓缩粉,每次 6g,日 2 次,开水冲服,2 周量。

二、膝关节外伤后遗疼痛

舌象图 12-2-2 中红色箭头所示,为双侧膝关节外伤的反映。该患者舌象还可见到皮肤的疾患、多囊卵巢、胃肠不适等。其病机为肝血虚,肝气郁,肝郁克脾及脾肾阳虚。

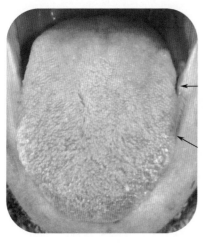

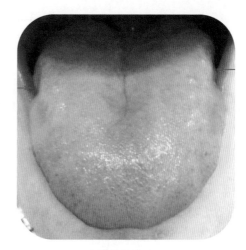

图 12-2-1 图 12-2-2

处方:柴胡 1g,薄荷 1g,石菖蒲 1g,白术 1g,当归 3g,黄精 1g,陈皮 1g,川牛膝 1g,桃仁 1g,甘草 1g,浮小麦 2g,大枣 1g,制附子 1g,赤芍 1g。浓缩粉,每次 6g,日 2 次,开水冲服。针灸:太冲,太白,太溪,中脘,关元,印堂,膝五针。每周 1 次。治疗 1 次后疼痛即减。

三、右膝类风湿关节炎变形

由舌象图 12-2-3 可以见到舌右膝关节对应区的凹陷。图 12-2-4 显示有膝关节不能伸直。

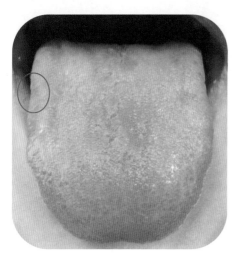

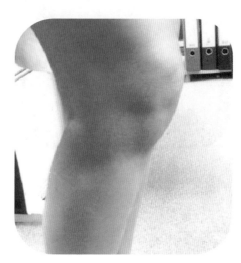

图 12-2-3 图 12-2-4

第三节 关 于 舌 苔

历代医家对于舌质与舌苔的论述比较多,详细内容在传统舌诊中都有,这部分内容大家都比较熟悉,这里只是简略地提一下。舌苔由白到黄到黑,疾病由表至半表半里至里。不仅是伤寒,同样适应于杂病,这只是一个比较粗略的描述。

一、白苔(图 12-3-1,图 12-3-2)

白苔不仅是寒象,同时也可见于肝郁或者邪在半表半里,当然薄白苔也是正常舌象的参考标准之一。若白腻不厚舌苔的治疗,可单用生姜或者配合陈皮、半夏,如图 12-3-1;若苔白厚腻,如图 12-3-2,见于寒痰湿,常用干姜,也称其为干姜舌,干姜为主,也可配薏苡仁、炒白扁豆、白豆蔻等。如是苔白而干,可见于少阳郁热,宜柴胡剂。

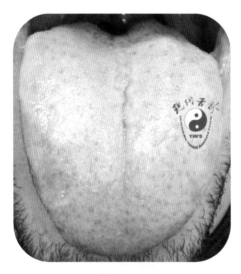

图 12-3-1

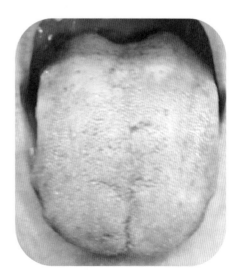

图 12-3-2

二、黄苔(图 12-3-3,图 12-3-4,图 12-3-5)

黄苔常主热,但也见于寒热虚实病症。如常见气分实证热证,薄黄或干黄腻苔常宜竹茹、石膏或黄连。如嫌石膏太凉,可以用麦门冬来代替。图 12-3-3 为颈部淋巴癌患者的舌象,该患者同时患有颈背部疼痛及胃肠疾患。虚证寒证苔黄湿润常以温化为主。如图 12-3-4,该舌舌中凹陷为脾气亏虚之象,处方时要适当加补中之品。若苔黄燥而干,见于实热或热邪入腑,常见于承气汤证,又称大黄舌或者承气舌,如图 12-3-5。

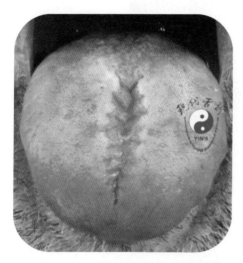

图 12-3-3

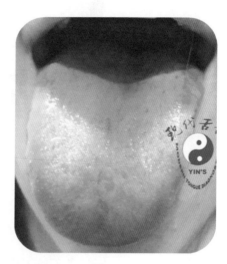

图 12-3-4

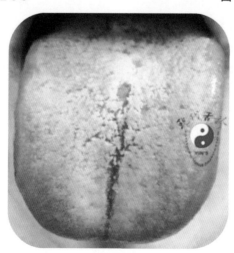

图 12-3-5

【病例】

口酸,黄腻苔(图12-3-6)。这是学员的病例,自诉自觉口酸8个月余。时有便干,偶有咳嗽,后背偶有发凉不适。

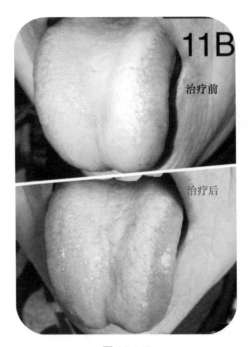

图 12-3-6

根据凭舌用药给予处方如下:党参1g,白术1.5g,桂枝1g,柴胡1g,白芍1g,枳壳1g,杏仁1g,陈皮1g,半夏1g,竹茹1.5g,生薏苡仁3g,炙甘草1g。该患者用的是草药,草药按该方比例乘以10,服完5剂药后,口酸症状基本消失,黄厚腻舌苔变为薄腻,图12-3-6显示治疗前后的变化。

三、黑 苔

【病例一】

舌苔若黑而润滑湿腻,不可作热极论,为寒极现水之本色也,如图12-3-7。

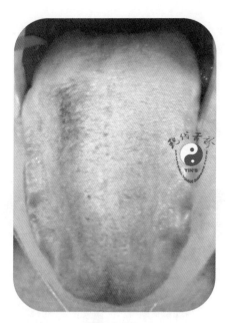

图 12-3-7

【病例二】

图 12-3-8 为一胃癌患者舌象,黑润苔居于中下焦,以上这两幅黑苔舌象,均不可使用凉药。

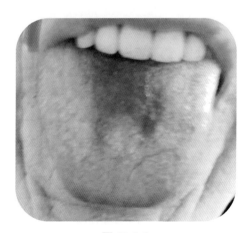

图 12-3-8

【病例三】

图 12-3-9,黑腻的舌苔,患者年龄 70 岁,无明显不适,为舌苔而来诊,自述大便颜色也如舌苔,没做检查。舌中裂纹凹陷及灰腻苔,是脾肾阳虚、寒湿内停的象。

四、积 粉 苔

图 12-3-10,该舌苔厚如积粉,处方时常配用草果来消除。

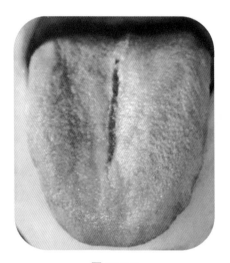 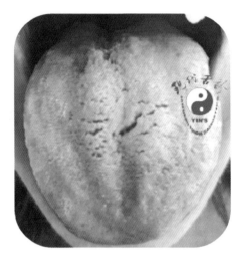

图 12-3-9　　　　　　　　　　图 12-3-10

第四节　半 夏 线 舌

半夏线舌在第八章第一节有过论述,此处不再重复。图 12-4-1,舌质淡,苔薄白腻,明显的半夏线,可以用半夏,要是苔变厚了,就要用干姜了。图 12-4-2,虽然有少许半夏线,但舌上红点为有郁热,类似红星舌,清郁热药必不可少,如牡丹皮、连翘等。

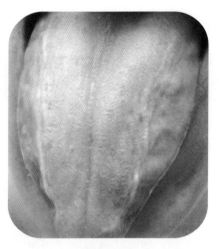

图 12-4-1

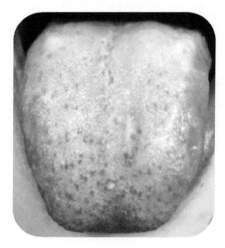

图 12-4-2

第五节　裂纹与缺苔

　　裂纹舌临床常见,其常见病机为阴虚气滞、血瘀湿浸。只要出现裂纹,就有气机郁滞的存在。如图 12-5-1,裂纹越多,郁滞越重。这种情况一定要加上行气活血的药物,据裂纹的多少轻重而决定其量的多少。清代名医俞根初云:"凡舌有断纹,裂纹,如人字,川字,爻字及裂如直槽之类,虽多属胃燥液涸,由于实热内逼,急宜凉泻以清火。然中有直裂者,多属胃气中虚,却宜补阴益气,切忌凉泻。更有本无断纹,而下后反见人字裂纹者,此属肾气凌心,急宜纳气补肾"。由俞根初的这段描述,可知舌中的直裂深壑,如刀劈斧削般者,多为胃气中虚,宜补阴益气。在现代舌诊中,常认为此处的直裂深纹有中焦真气外散,除了补阴益气外,宜加敛聚中气之品。

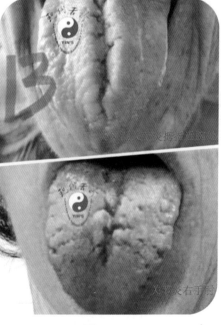

图 12-5-1

195

一、裂纹光舌无苔（图 12-5-2）

男患者,62 岁,主诉为焦虑,抑郁,睡眠障碍,心悸,左下腹牵扯痛并有恶心感 3 周。有高血压病史,但目前血压稳定。有下肢静脉曲张、耳鸣和青光眼病史。二便正常。左关脉弦紧,尺脉沉弱。舌诊:舌中线右偏,左舌肥厚大,左舌尖高于右舌尖,肝气郁滞,肝阳上亢(下焦有凹陷)。舌中裂纹为督脉为病。证属肝肾阴虚,心气虚阴虚,肝血虚。

治疗:针灸:合谷、太冲开四关,双太溪、百会、太阳、风池、风市,右足三里,右内庭,左肾关,左太白。一次针灸治疗后患者焦虑抑郁及左下腹牵扯痛和恶心明显缓解。舌象图可以见到患者治疗后左舌大明显改变(一期学员病案)。

缺苔见于阴不足,也见于阳虚蒸化无力,往往阴虚阳虚错杂。不可一见缺苔就概做阴虚论治。治疗时,缺苔则需要生苔,即养胃气补胃阴,厚苔腻苔及非正常苔则需要除苔,生苔与除苔可以同时并行,并不矛盾。大家参考前边第十一章第五节的糖尿病的患者处方,这个处方就很好地反映了这个治疗原则。

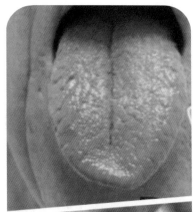
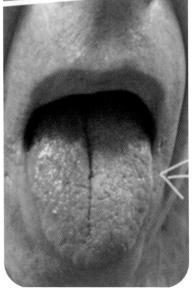

图 12-5-2

二、子宫肌瘤的患者舌根部的裂纹

图 12-5-3 舌根部裂纹显示肾气外散,故患者主诉为腰痛及脚后跟痛。治疗时要收纳肾气。舌根部的隆起是子宫肌瘤的象。

三、不育伴咳嗽

该患者长期嗜酒,主诉不育伴咳嗽。舌象(图 12-5-4,图 12-5-5)示下焦白腻苔,左肺区一条明显的纵向裂纹为肺真气外散不收的象。

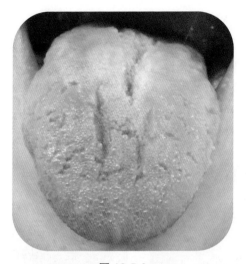

图 12-5-3

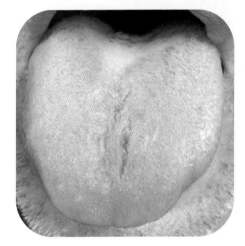

图 12-5-4

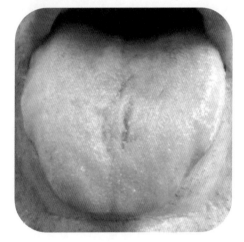

图 12-5-5

处方:柴胡、香附、桃仁、党参、杏仁、枳壳、川牛膝、陈皮、半夏、竹茹、生薏苡仁、五味子、莪术、冬瓜子、制大黄、丹皮、厚朴、百合、干姜、细辛、葛花各 1g。浓缩粉,每次 6g,日 2 次。图 12-5-5 是服用 1 周药粉后的舌象变化,舌根部的腻苔消失。

单独出现的局部小裂纹或者一组裂纹出现在同一个小区域,与该脏器的真气外泄有关,常见于该脏器的器质性损害。

四、光绛无苔胖大舌

学员的心衰下肢水肿患者,使用过西药利尿,水肿及心衰没有纠正。在使用温阳中药后,病情迅速好转并出院。图12-5-6为治疗前的舌象;图12-5-7为治疗后的舌象。要注意的是部分阳虚舌象可以类似阴虚的舌象表现,肾阳虚津液无以蒸化,致津不上乘,舌面及口舌干燥,但舌体是胖大的。不可以断为阴虚内热而用滋阴清热。该舌绛无苔是虚阳外越的表现。

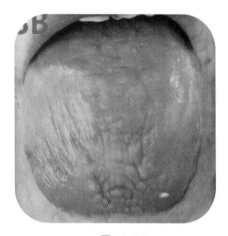

图 12-5-6

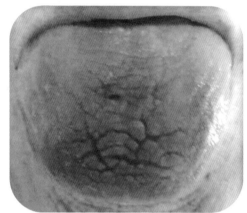

图 12-5-7

五、裂纹如刀砍斧劈

图12-5-8,该裂纹舌的病机为肝肾阴虚,同时有脾肾阳虚,中气外散。图12-5-9,为心气外散,脾肾阳虚。因为脾虚生血不足,故月经量少而不易怀孕。该患者使用针灸治疗,用五门十变之甲己合化土,取穴足临泣与太白为主。

图12-5-10为腹痛十二指肠溃疡患者的舌象,舌中一条大裂纹,中焦真气外散。图12-5-11,舌中下焦一条明显的大裂纹,脾肾真气外散。该患肝胆疾病为主诉,治疗时补脾益肾之品不可缺少。

图12-5-12为裂纹舌,舌上大量水液,此裂纹舌阴虚阳虚并存,而且水湿壅盛。

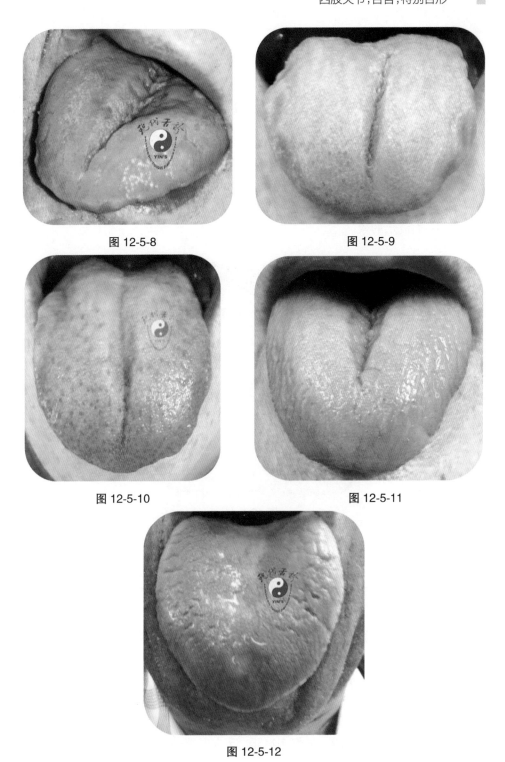

图 12-5-8

图 12-5-9

图 12-5-10

图 12-5-11

图 12-5-12

第六节 特别舌形

一、马 蹄 舌

图12-6-1舌象,因为舌形酷似马蹄故名之为马蹄舌。病机肝郁脾虚,肺气壅滞,中气下陷,或伴有脾肾两虚。根据其下焦凹陷的位置与程度,可推测其肾气亏虚的程度。但是如果下焦出现了隆起,如同堰塞湖形成,说明下焦有有形实邪阻滞,可见于子宫肌瘤、膀胱癌、直肠癌等。再补充一句,这个马蹄舌,如同三面环山、一面流水的象。

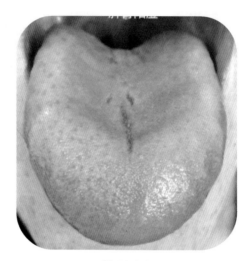

图12-6-1

二、长条舌与薄片舌

长条舌与薄片舌,因为舌体较长似条状、舌体较薄如同薄片而命名,常见于精血不足或气血亏虚及阴虚火旺的患者。

图12-6-2为长条舌,既有精血不足,又有下焦郁滞,痰湿困阻,肝气上冲。图12-6-3为薄片舌,为气血两虚,脾虚失于运化,该患者主诉为下肢水肿。

三、方 形 舌

方形舌(图12-6-4,图12-6-5),舌体呈方形而命名,见于精亏的患者。常见头晕、精力不支、心悸、眠差、记忆力减退、反应迟缓、脱发等。图12-6-4是一个输卵管堵塞右侧切除的患者舌象,该舌象有灰苔显示出肾精不足,还伴脾肾阳虚,寒湿内盛。

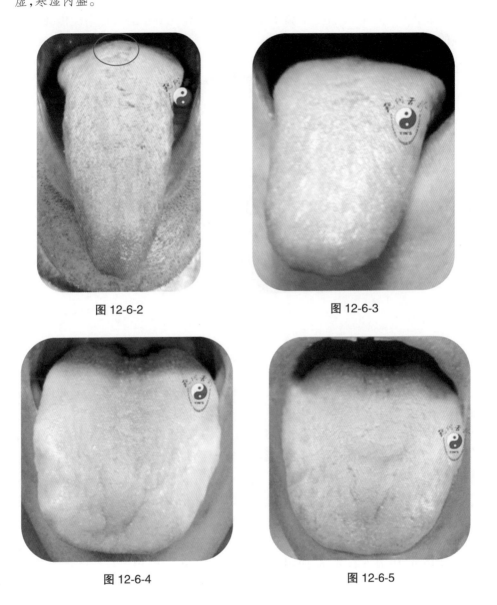

图 12-6-2

图 12-6-3

图 12-6-4

图 12-6-5

这个患者经过 2 周浓缩粉治疗后症状及舌象明显好转,见图 12-6-5。

处方:制附子 1g,肉桂 1g,陈皮 1g,法半夏 1g,炒杜仲 2g,续断 1g,白术 1g,干姜 1g,炙甘草 1g,茯苓 1g,桂枝 1g。浓缩粉,每次 6g,日 2 次,开水冲服。

四、布 袋 舌

布袋舌(图 12-6-6)就是上盛下虚的舌象。图 12-6-6 是一心率缓慢、眠差、腰痛的患者的舌象。

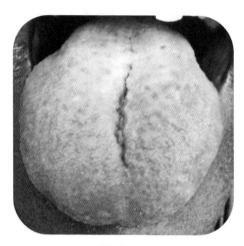

图 12-6-6

五、柱 形 舌

舌(图 12-6-7,图 12-6-8)呈柱状或圆柱状,证属肝气郁结、肝气上冲或伴肝血不足。

舌象图 12-6-7 患者初诊于 2016 年 8 月 4 日,女,38 岁,患癫痫,服用西药,仍每日发作,查舌为圆柱形,伴舌上红点,左侧舌尖凸出,中线左移,苔白腻。肝气郁结上冲,肺气郁滞,大肠失畅。

处方:柴胡 1g,丹参 2g,白芍 3g,半夏 2g,熟地黄 3g,生龙牡各 2g,怀牛膝 1g,茯苓 1g,防风 1g,桑寄生 2g,石菖蒲 1g,远志 1g,制大黄 2g,生姜 1g,厚朴 1g,陈皮 1g。浓缩粉剂,每次 7g,日 2 次。连用 2 周。

2016 年 10 月 5 日复诊,使用上方后,癫痫停止发作,患者自行将西药停掉。自昨夜又出现 1 次发作,遂主动来取药。查见舌象有明显改变,如图 12-6-8,苔变薄,左侧舌气机上冲象明显减轻。取上方 2 周量。

2016 年 11 月 5 日,患者断续服药,在 1 个月的时间里只发作过 1 次,再用上方 2 个月巩固治疗。

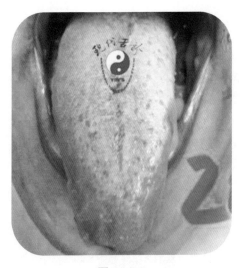

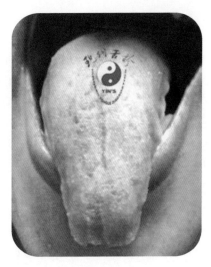

图 12-6-7

图 12-6-8

六、翅 膀 舌

在前文第七章第四节【病例十一】中已经介绍(图 7-4-12)。

七、纺 锤 形 舌

舌呈纺锤形。这种舌(图 12-6-9)上焦呈箭头形,下焦向内收缩,这种舌的主要病机是肝血不足,肾精亏虚。因肝气上冲,还可有眠差、眼干、头痛、头晕、胁痛,也可见心悸气短、胃肠不适及大便不畅、腰腿痛、性功能减退、生育能力降低等症状,这个舌象舌中裂纹还显示患者有胃肠疾患。舌根部分渐向内收缩,使整个舌象呈纺锤形,两头小中间大。该象亦显示下焦肾气不足,治疗时要加益肾之品。诸如杜仲、怀牛膝、川牛膝、续断等。该舌因有下焦隆起,考虑伴有前列腺病变,在下焦用补益药时注意不要壅滞气机。

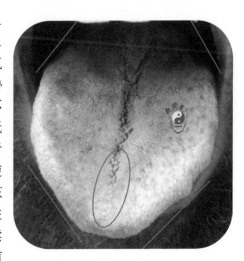

图 12-6-9

八、梅罗综合征(唇舌水肿及面瘫综合征)

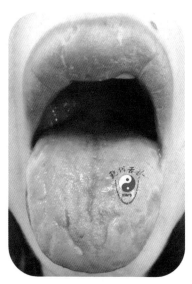

图 12-6-10

1928 年 E.Melkersson 描述了一种疾病,患者在面部肿胀的同时伴有面瘫,他认为这两种表现有关系。1931 年 C.Rosenthal 又补充了一条临床表现,即舌裂(阴囊舌)。从此,复发性面部肿胀、复发性面瘫和舌裂开始被认为是梅罗综合征的典型三联征,有人认为在某些病例,这三联征并不一定总是全部存在。梅罗综合征的病因不清楚,可能与感染、免疫反应有关。症状以复发性面部肿胀(肉芽肿)、复发性面瘫和舌裂(又称阴囊舌)为常见。舌裂只在部分患者出现,被认为是一种显性遗传。我治疗过几例该病,其病机大都是脾肾阳虚,肝郁气滞。治疗以温补脾肾,疏肝解郁为主。看舌象图 12-6-10,这是一个典型的梅罗综合征患者,反复面瘫 6 次,无数次的唇肿或印堂部位肿,舌面有纵深的裂纹,服用大量的激素。以阳虚湿盛、肝郁脾虚论治。

处方:制附子 1g,当归 1g,香附 1g,陈皮 1g,姜半夏 1g,生麦芽 2g,生薏苡仁 2g,白术 1g,茯苓 1g,炙甘草 1g。浓缩粉剂,每次 5g,日 2 次。连用 1 个月。1 个月后患者自行停用激素,唇肿未发。

九、地 图 舌

地图舌(图 12-6-11)是临床上常见的舌象,几乎所有的舌诊书都有描述。图 12-6-11 舌象既有缺苔,又有腻苔,阴虚与湿热并存,要养阴与清热除湿并行。

十、附 子 舌

附子舌(图 12-6-12,图 12-6-13)以舌质淡,淡胖,苔薄白或腻,或者下焦凹陷,也可有隆起者为常见特征,是肾阳虚失于温化而成;也可见于舌色干枯如荔枝色,为肾阳虚失于蒸化而成,均称为附子舌。

舌象图 12-6-12 与图 12-6-13 均为附子舌象。这两个患者主诉均为尿频,予金匮肾气丸治疗而瘥。

附:颤抖舌

对于舌质的观察再补充一点,在舌图上不能显示的舌态即颤抖舌介绍如下,其他的舌象在不同的章节里有讲述。

颤抖舌:舌体颤抖,左右上下颤动者,多为虚(或实)风内动。多责之于心肝脾肾。据舌嫩红、鲜红、紫红、淡红、淡白之不同,而分别责之于阴血亏虚、肝风内动、肝经风热、心脾两虚、阳气不足等。舌颤动不能言语,神志不清者,常为重危之候。有一种患者在拍舌照时其舌难以固定在一个位置,不停地变动,也是脾虚肝旺、虚风内动的象。还有一种舌象颤动细微,且难以伸出口外,是肾精亏虚已极,见于中枢神经系统病变的患者,如肌萎缩侧索硬化等。长期吸食毒品的患者也易见舌体颤抖,属热毒伤阴之象,临证时注意区分。

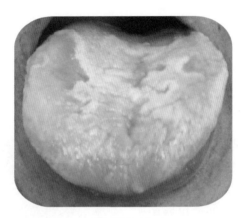

图 12-6-11

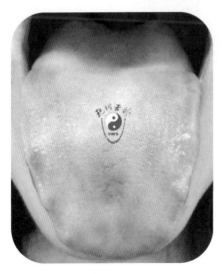

图 12-6-12

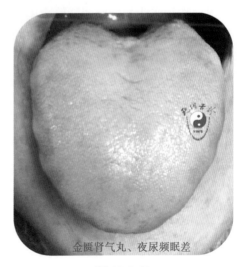

金匮肾气丸、夜尿频眠差

图 12-6-13

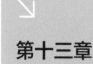

第十三章

六经舌象分布探讨

视频 11　六经分区讲解

　　六经舌象分区是以三焦分区为基础，按六经生理病理特点来进行区分。上下焦同属太阳少阴，中焦左右两侧同属少阳厥阴，中焦中间部位属阳明太阴。这个六经划分有无道理呢？只有通过临床实践的检验才能给出确切的答案。下面举例来阐明上述舌象六经分布(图 13-1)。

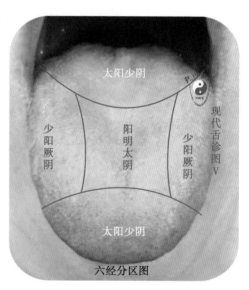

六经分区图

图 13-1

　　六经为病在舌象上出现既可以是在所属区域的舌质舌苔改变，也可以是整个舌象的改变。如阳明经为患，出现阳明腑实证时，表现的是全舌的舌质红、舌苔黄干或者是黑干，而不是仅仅局限在舌的中心区域。但在阳明经为患时，常常会出现舌中阳明经部位的光红无苔，甚至是一条宽的红线带出现在舌的中线两侧，如图 13-2 所示。少阴太阴虚寒主要表现在中下焦区域的凹陷或者隆凸(寒凝固结)，舌质颜色较淡，常常同时并见，如图 13-3 所示。

　　太阳病主要涉及的经络是足太阳膀胱经，其在舌象上的分区主要在上焦区及下焦区，与少阴经在同一个区内。太阳主一身之表，太阳为病时，既可见上焦区的舌质红、舌苔薄白,也可见下焦区的舌质红、苔薄白或腻。

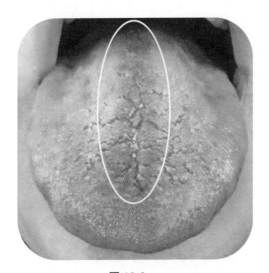

图 13-2

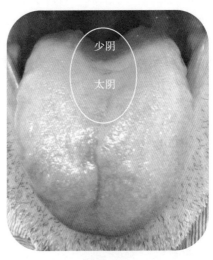

图 13-3

图 13-4 是一位太阳蓄水证患者的舌象。患者女,25 岁,2014 年远程会诊,自述自 2013 年 9 月患急性尿道炎后,用过了内服及外用的抗生素,急性期过去了,但遗留小腹坠胀,拘急不舒,尿道口疼痛,尿时胀痛,医院各种检查均无异常,舌象示心区略凹,舌质略红,下焦薄白苔,为太阳蓄水证,与五苓散内服共用 10 剂,诸症尽失。从舌象上看,既有上焦区的郁滞,又有肝胆区的郁滞,而中焦区的凹陷可视为脾虚,是为六经之太阴虚寒;而下焦的凹陷及白腻苔,是为少阴虚寒。图 13-1 患者的主诉为易于流产,中下焦虚寒,即脾肾阳虚,当然还伴有少阳郁滞的病机。明白了这个病机,对于处方用药就指明了方向。

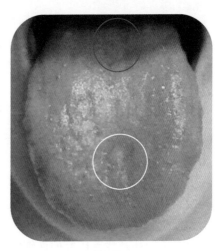

图 13-4

舌象图 13-5,该舌象病机为厥阴肝寒,少阳胆热,少阴虚寒,太阳膀胱湿热。其两侧肝胆区的膨隆(白圈所示)即为厥阴肝寒、少阳胆热的象,患者主诉子宫下垂(红圈所示)、腰骶部疼痛。乌梅丸加减。

舌象图 13-6,中耳炎患者使用抗生素后的舌象(患者吸烟较多)。该舌象可见,色暗红及两侧舌隆起,中线右移及左右舌苔不对称,是为肝胆气机郁滞不畅;舌上焦区红点为上焦郁热的表现;舌中裂纹,为太阴脾虚的象;舌中及两侧的白黄腻苔,是为少阳阳明郁热;中下焦的白湿腻苔,为脾肾阳虚、寒邪内生的象。总之这是肝胆气机郁滞,木气不舒,乘脾犯胃,胃与胆经失降,肠胃气滞,加之肝郁脾虚,湿邪内生,均可郁而化热,循胆经上犯耳窍。而使用凉药后伤及脾肾之阳,故而患者呈现出乏力虚馁之态。舌象上可以明确地见到少阳阳明郁热,太阴少阴虚寒的六经病象。

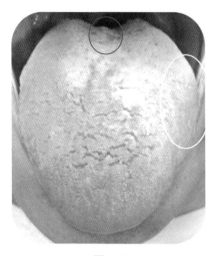

图 13-5

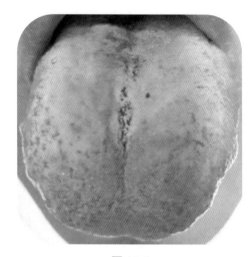

图 13-6

伤寒与舌象自第一部舌诊专著《敖氏伤寒金镜录》出现就紧密地结合在一起,以弥补脉学的不足。

虽然本书主要讲述全息舌诊,但是通篇贯穿传统中医理论,尤其是十纲辨证的应用,极大地提高了辨证准确率,而凭舌用药与用针,为提高临床疗效开了一个方便法门。本书对于凭舌用药与用针只是大略提及一部分,将有另外的书来讲述凭舌用药及凭舌用针的详细内容。

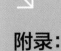

附录：

殷氏现代舌诊凭舌用药表

（唯舌无证　凭舌用药）

一、安神药

药物	性味归经	功用	舌象
酸枣仁	甘、平，归心、肝经	养心安神，敛汗	舌尖较平
生龙骨	甘、涩、微寒，归心、肝经	平肝潜阳，镇静安神，收敛固涩	舌尖较尖

二、平肝息风药

药物	性味归经	功用	舌象
珍珠母	咸、寒，归肝、心经	平肝潜阳，清肝明目	舌尖平
生牡蛎	咸、微寒，归肝、肾经	平肝潜阳，软坚散结，收敛固涩（除固涩外均生用）	舌尖较尖

三、解表药

（一）辛温解表药

药物	性味归经	功用	舌象
桂枝	辛、甘、温，归心、肺、膀胱经	发汗解表，温经通阳	左舌尖瘦小；心区凹陷，舌质淡
生姜	辛、微温，归肺、脾经	发汗解表，温中止呕，温肺止咳	舌苔薄白腻
防风	辛、甘、微温，归膀胱、肝、脾经	祛风解表，胜湿，止痛，解痉	舌尖歪向一侧；湿腻苔；中线弯曲

（二）辛凉解表药

药物	性味归经	功用	舌象
薄荷	辛、凉，归肝、肺经	疏散风热，清利头目，利咽，透疹	舌尖红或者有红点，面积不超过上焦区的1/3
柴胡	苦、辛、微寒，归心包络、肝、三焦、胆经	和解退热，疏肝解郁，升举阳气	左舌大，或者左舌厚，但左舌尖没有高凸
升麻	辛、甘、微寒，归肺、脾、大肠、胃经	发表透疹，清热解毒，升阳举陷	右舌中部膨大，舌尖略短
葛根	甘，辛，凉，归肺胃	解肌退热，透疹，生津止渴，升阳止泻	颈椎区隆起或裂纹

四、清热药

（一）清热解毒药

药物	性味归经	功用	舌象
连翘	苦、微寒，归肺、心、胆经	清热解毒，消痈散结	舌上焦区超过1/3红
金银花	甘、寒，归肺、胃、大肠经	清热解毒	舌上焦区超过1/3红
甘草	甘、平，归心、肺、脾、胃经	补脾益气，润肺止咳，缓急止痛，缓和药性（清热解毒宜生用）	中焦区略凹或者平，舌尖红色

（二）清热凉血药

药物	性味归经	功用	舌象
赤芍	苦、微寒，归肝经	清热凉血，祛瘀止痛	舌尖部两侧红赤高凸；舌尖部红色瘀血点或暗红色瘀点
牡丹皮	苦、辛、微寒，归心、肝、肾经	清热凉血，活血散瘀	舌尖部红而高凸
生地黄	甘、苦、寒，归心、肝、肾经	清热凉血，养阴生津	舌质红，舌根部凹陷，舌苔薄黄

(三) 清热泻火药

药物	性味归经	功用	舌象
生石膏	辛、甘、大寒,归肺、胃经	清热泻火,除烦止渴	舌质红,苔白而干或者薄黄干

(四) 清热燥湿药

药物	性味归经	功用	舌象
黄连	苦、寒,归心、肝、胃、大肠经	清热燥湿,泻火解毒	舌质或者舌边红,中焦苔黄腻
黄芩	苦、寒,归肺、胆、胃、大肠经	清热燥湿,泻火解毒,止血,安胎	舌质红,中上焦苔薄黄腻

五、补虚药

(一) 补气药

药物	性味归经	功用	舌象
炙甘草	甘、平,归心、肺、脾、胃经	补脾益气,润肺止咳,缓急止痛,缓和药性(补中缓急宜炙用)	舌中平而偏凹陷,舌质较淡,舌尖较淡
黄芪	甘、微温,归脾、肺经	补气升阳,益卫固表,托毒生肌,利水消肿	舌质淡,舌体胖大,边有齿痕
党参	甘、平,归脾、肺经	补中益气,生津养血	舌中及舌前部凹陷,舌质淡
人参	甘、微苦,微温,归脾、肺经	大补元气,补脾益肺,生津止渴,安神增智	同党参,量可减为党参的一半或者三分之一
白术	苦、甘、温,归脾、胃经	补气健脾,燥湿利水,止汗安胎	舌中凹陷,舌质较淡
山药	甘、平,归脾、肺、肾经	益气养阴,补脾肺肾	舌中下平或者凹,苔薄白或薄黄
白扁豆	甘、微温,归脾、胃经	健脾化湿	舌质淡,苔薄白腻

（二）补阴药

药物	性味归经	功用	舌象
百合	甘、微寒,归肺、心经	润肺止咳,清心安神	舌质红,有裂纹,苔少
枸杞子	甘、平,归肝、肾、肺经	滋补肝肾,明目,润肺	舌根凹而淡
黄精	甘、平,归脾、肺、肾经	润肺滋阴,补脾益气	舌边凹,舌质偏红;左舌边偏凹

（三）补血药

药物	性味归经	功用	舌象
白芍	苦、酸、微寒,归肝、脾经	养血敛阴,柔肝止痛,平抑肝阳	舌尖及上焦区凹
熟地黄	甘、微温,归肝、肾经	养血滋阴,补精益髓	舌根凹陷,苔白
当归	甘、辛、温,归肝、心、脾经	补血,活血,止痛,润肠	舌边凹陷,舌质淡

（四）补阳药

药物	性味归经	功用	舌象
补骨脂	苦、辛、大温,归肾、脾经	补肾壮阳,固精缩尿,温脾止泻	舌根凹陷,舌质淡,苔薄白
益智仁	辛、温,归脾、肾经	温脾开胃摄唾,暖肾固精缩尿	舌根凹陷,舌质淡,苔薄白

六、理气药

药物	性味归经	功用	舌象
陈皮(橘皮)	辛、苦、温,归脾、肺经	理气、调中、燥湿、化痰	舌面中线两侧略高,苔白腻
香附	辛、微苦、微甘、平,归肝、三焦经	疏肝理气,调经止痛	舌尖及上焦区凹
佛手	辛、苦、温,归肝、脾、胃、肺经	疏肝,理气,和中,化痰	左舌偏大或者偏厚

续表

药物	性味归经	功用	舌象
枳壳	苦、辛、微寒,归脾、胃、大肠经	破气消积,化痰除痞(以行气宽中除胀为主)	右舌偏大,右舌边偏饱满
枳实	苦、辛、微寒,归脾、胃、大肠经	破气消积,化痰除痞	心区饱满;舌中线两侧隆起;右舌偏大

七、化痰药

药物	性味归经	功用	舌象
半夏	辛、温、有毒,归脾、胃、肺经	燥湿化痰,降逆止呕,消痞散结	舌苔白腻湿,右舌尖尖凸
浙贝母	苦、寒,归肺、心经	化痰止咳,清热散结(清火散结力强)	舌上焦区饱满,中上焦之间高凸,舌质偏红
川贝母	苦、甘、微寒,归肺、心经	化痰止咳,清热散结(多用于肺虚久咳,痰少咽燥)	同上
皂角(皂荚)	辛、温,归肺、大肠经	祛痰,开窍	舌苔白腻不易除去
瓜蒌	甘、寒,归肺、胃、大肠经	瓜蒌皮清肺化痰、利气宽胸 瓜蒌仁润肺化痰、润肠通便	心肺区隆起
冬瓜仁	甘、寒,归肺、大肠经	清肺化痰,排脓	舌根部腻苔或黄腻苔

八、芳香化湿药

药物	性味归经	功用	舌象
厚朴	苦、辛、温,归脾、胃、肺、大肠经	行气,燥湿,消积,平喘	舌中线两侧高凸;右舌偏大
苍术	辛、苦、温,归脾、胃经	燥湿健脾,祛风湿	舌中高凸
白豆蔻	辛、温,归肺、脾、胃经	化湿,行气,温中,止呕	舌质淡,苔白腻
砂仁	辛、温,归脾、胃经	化湿,行气,温中,安胎	同上
草果	辛、温,归脾、胃经	燥湿、温中、截疟	苔白厚如积粉

213

九、活血祛瘀药

药物	性味归经	功用	舌象
丹参	苦、微寒，归心、心包、肝经	活血祛瘀，凉血消痈，养血安神	舌前隆起，舌质红
郁金	辛、苦、寒，归心、肝、胆经	活血止痛，行气解郁，凉血清心，利胆退黄	左舌大
川牛膝	苦、酸、平，归肝、肾经	活血祛瘀，补肝肾，强筋骨，利尿通淋，引血下行	左舌边隆起饱满
延胡索	辛、苦、温，归心、肝、脾经	活血，行气，止痛	舌面凹凸不平；舌上裂纹，或者左舌大
桃仁	苦、平，归心、肝、肺、大肠经	活血祛瘀，润肠通便	舌面不平；舌上裂纹
桑黄	味微苦、性寒，归肝、肾经	活血，止血，化饮，止泻	舌面不平，癌症

十、消食药

药物	性味归经	功用	舌象
山楂	酸、甘、微温，归脾、胃、肝经	消食化积，活血散瘀	舌面不平，舌质红暗
生麦芽	甘、平，归脾、胃、肝经	健脾和胃，疏肝行气，回乳	舌上无苔
神曲	甘、辛、温，归脾、胃经	消食和胃	苔腐腻

十一、祛风湿药

药物	性味归经	功用	舌象
威灵仙	辛、咸、温，归膀胱经	祛风湿，通经络，止痹痛，治骨鲠	舌边齿痕，苔白
桑寄生	苦、平，归肝、肾经	祛风湿，补肝肾，强筋骨，安胎	舌上红点遍布；舌红；左舌大

十二、驱虫药

药物	性味归经	功用	舌象
炒槟榔	辛、苦、温，归胃、大肠经	杀虫，消积，行气，利水	舌中下焦苔腻偏黄

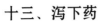

十三、泻下药

(一) 峻下逐水药

药物	性味归经	功用	舌象
牵牛子	苦、寒,有毒,归肺、肾、大肠经	泻下,逐水,去积,杀虫	舌中下焦苔腻偏黄

(二) 攻下药

药物	性味归经	功用	舌象
大黄	苦、寒,归脾、胃、大肠、肝、心经	泻下攻积,清热泻火,解毒,活血祛瘀(攻下宜生用)	舌中或者下焦苔黄或偏黄腻,舌质偏红或红
制大黄	苦、寒,归脾、胃、大肠、肝、心经	泻下攻积,清热泻火,解毒,活血祛瘀(活血作用好)	舌根部腻苔,厚苔

十四、利水渗湿药

药物	性味归经	功用	舌象
薏苡仁	甘、淡、微寒,归脾、胃、肺经	利水渗湿,健脾,除痹,清热排脓	舌根部腻苔,无论黄白
大腹皮	辛、微温,归脾、胃、大肠、小肠经	下气宽中,利水消肿	舌中部隆起膨大
茯苓	甘、淡、平,归心、脾、胃经	利水渗湿,健脾,安神	舌面水湿苔;半夏线
茯苓皮	甘、淡、平,归心、脾、胃经	利水消肿	舌质淡,苔薄

十五、温里药

药物	性味归经	功用	舌象
干姜	辛、热,归脾、胃、心、肺经	温中,回阳,温肺化饮	舌苔白厚腻
制附子	辛、热,有毒,归心、肾、脾经	回阳救逆,补火助阳,散寒止痛	舌质较淡,舌根或心区暗淡,或者凹陷,或舌面干枯如荔枝色

十六、收涩药

药物	性味归经	功用	舌象
五味子	酸、温,归肺、肾、心经	敛肺滋肾,生津敛汗,涩精止泻,宁心安神	心肺区凹陷,舌根凹陷

十七、开窍药

药物	性味归经	功用	舌象
石菖蒲	辛、温,归心、胃经	开窍宁神,化湿和胃	舌中白腻苔,中上焦交界略高

参考文献

王季蔡,李玉玲 . 舌诊源鉴[M].北京:中国医药科技出版社,1992 :7.

曹炳章 . 辨舌指南[M].南京:江苏人民出版社,1962 :12.

郭志辰 . 郭氏舌诊与用药[M].北京:中医古籍出版社,2008 :3.

杜清碧原著 . 史介生重订 . 敖氏伤寒金镜录[M].上海:上海卫生出版社,1959.